Zur Autorin

Angela Wilhelm ist Diplom-Pädagogin und Betriebswirtin (VdP). Seit 15 Jahren arbeitet sie in der freien Wirtschaft als Trainerin/Beraterin für Firmen in den Themenfeldern Kommunikation, Konfliktmanagement, Mediation und Führungskräftecoaching. Auf der Suche nach einer Stress reduzierenden Methode für ihre Kunden stieß sie auf die Energetische Psychologie und im Laufe des erfolgreichen Arbeitens mit der Methode im Coaching auf das Thema Flugangst. Da sehr viele Menschen davon betroffen sind, hat sie sich inzwischen darauf spezialisiert.

Hinweis:

Die in diesem Buch beschriebene Selbsthilfemethode erhebt keinen therapeutischen oder diagnostischen Anspruch. Bei ernsthaften psychischen Erkrankungen und schwerwiegenden Problemen sind die Techniken in ihrem Nutzen eingeschränkt. Selbstverständlich gehören diese Problematiken in die Hände von Fachleuten, die Ihnen psychotherapeutisch weiterhelfen können.
Die beschriebenen Klopftechniken und Übungen liegen im Verantwortungsbereich des Anwenders. Seien Sie neugierig, was dieses Verfahren Ihnen an neuen Erfahrungen vermitteln kann und probieren Sie einfach aus, welchen Nutzen Sie daraus ziehen können.

Für Sven, Lennart, Louis, Harry und Christa

Angela Wilhelm

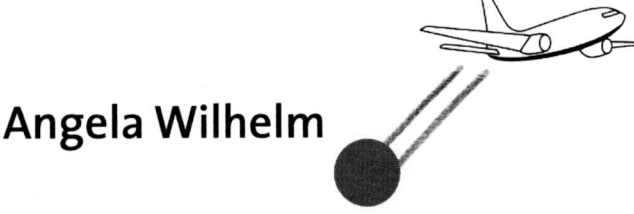

Flugangst besiegen!
Ein effektives Selbsthilfeprogramm
Klopf Dich frei und flieg!

books on demand

Impressum

Bei der Zusammenstellung von Abbildungen und Texten wurde mit großer Sorgfalt vorgegangen. Trotzdem können Fehler nicht vollständig ausgeschlossen werden. Verlag, Herausgeber und Autorin können für fehlerhafte Angaben und deren Folgen weder eine juristische Verantwortung noch irgendeine Haftung übernehmen.

Die Deutsche Bibliothek - CIP-Einheitsaufnahme
Wilhelm, Angela:
Flugangst besiegen: Ein effektives Selbsthilfeprogramm
Norderstedt 2009 (Books on Demand)
ISBN 9783837038057

© Umschlaggestaltung: Anja Dähnke
Fotografie: Anja Dähnke
Satz: Anja Dähnke, www.anja-daehnke.de

Nähere Informationen:
Angela Wilhelm
www.flugangst-hannover.de
post@flugangst-hannover.de

© Angela Wilhelm

Inhaltsverzeichnis

Inhaltsverzeichnis

Geleitwort

Genau wie vielleicht für Sie, war für mich die in diesem Buch beschriebene Methode eine neue Erfahrung. Ich freue mich, dass sich damit für Menschen mit Flugangst eine praktische Methode der Bewältigung erschließt.

Wenn Sie fliegen möchten oder müssen, dann sollten Sie es auch genießen können.

Mir hat die Sicht von Oben auf diese wunderbare Welt auch eine Verbundenheit mit ihr geschenkt, die sich mit einem Engagement für deren Schutz verbindet.

Ich wünsche Ihnen, liebe Leser, dass Sie von dem folgenden Inhalt profitieren und die schönen Seiten des Fliegens erleben dürfen.

Frau Wilhelm, als einer von mir sehr geschätzten Kollegin, wünsche ich für ihr Buch den verdienten Erfolg.

Michael Beretz
Flugkapitän der Lufthansa a.D.

*„Kluge Menschen suchen sich
die Erfahrungen selbst aus,
die sie zu machen wünschen."
Aldous Huxley*

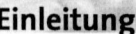

Einleitung

Als ich vor Kurzem auf dem Flughafen von Dublin saß, beobachtete ich die Passagiere. Dem ein oder anderen sah man die mulmigen Gefühle im Hinblick auf den bevorstehenden Flug durchaus an. In einem solchen Fall eine Methode der Stressreduktion zur Hand zu haben, wäre sicher hilfreich für viele Menschen. Auf den Flughäfen dieser Welt wird vielleicht in 10 Jahren so mancher sitzen und seine Akupunkturpunkte klopfen oder den Selbstakzeptanzpunkt (Sie werden noch erfahren, was das ist) kreisend reiben und keiner wird mehr denken, wie ungewöhnlich das eigentlich aussieht, sondern es einfach tun und sich selbst damit helfen. Ist es nicht verrückter, mit Valium oder Alkohol betäubt zu fliegen, wie dies viele Menschen mit Flugangst tun?

Immerhin fliegt ein gutes Drittel der Flugpassagiere laut einer Umfrage des Meinungsforschungsinstitutes Allensbach (2003) mit einem Gefühl zwischen Unwohlsein und Panik. Eine erfahrene Reisebüroleiterin äußerte mir gegenüber die Vermutung, es seien noch mehr. Das merke sie schon daran, wie die Kunden nach den Plätzen im Flugzeug und möglichen Reservierungen fragen.
Sie befinden sich also in Gesellschaft, wenn Sie Flugangst haben. Es sind mehr Menschen betroffen, als allgemein angenommen wird.

Was soll das eigentlich bedeuten „Klopf Dich frei und flieg!"? Mit „Klopfen" ist ein sanftes Beklopfen bestimmter Akupunkturpunkte gemeint. „Klopfen", das steht für eine überschaubare Zahl an Übungen und Techniken aus der Energetischen Psychologie. Wie die Akupunktur, basieren diese Methoden auf der Theorie, dass über die Meridiane (Energiebahnen) das Energiesystem des Körpers beeinflusst werden kann. Belastende und unangemessene Gefühle und Gedanken können damit einfach und relativ schnell positiv verändert werden.

Für Sie ist es sicher interessant, dass Sie eine Methode erlernen können, mit der Sie zeitlich unabhängig vor einem Flug die Angst bearbeiten können und dass diese Veränderung auch anhält. Gleichzeitig besteht die Anwendungsmöglichkeit ebenso in der aktuellen Situation der Flugreise, also zur akuten Stressreduktion. Sie wissen dann, Sie haben ein Werkzeug „an der Hand" zum Umgang mit der Angst, falls Sie es überhaupt noch brauchen sollten. Ebenso nützlich und auch wichtig für den Erfolg kann es sein, negative Erlebnisse aus der Vergangenheit, die vielleicht sogar traumatischer Natur sind, nachträglich mit dem Klopfen zu bearbeiten. Auch das kann die aktuelle Gefühlssituation zu dem Thema verändern.

Die Technik der Akupunktur wird in China seit über 5000 Jahren praktiziert und hat in den letzten Jahrzehnten zunehmend an Akzeptanz in der westlichen Heilkunde gewonnen. Das überlieferte Wissen der Chinesen beinhaltet, dass sich Energiebahnen unter der Hautoberfläche entlangziehen, durch die das „Qi" (die Lebensenergie) fließt, das alle Körperfunktionen belebt. „Schaltstellen" verbinden diese Linien. Die Wirksamkeit der Akupunktur ist inzwischen durch Studien belegt und unbestritten.
Neben der Akupunktur bildete sich die Akupressur heraus, d.h. die Person selbst kann sich unabhängig von einem Behandler durch starkes Drücken der entsprechenden Punkte auf den Energiebahnen (Meridianen) selbst behandeln.

Die Aktivierung von Akupunkturpunkten wirkt auf das allgemeine Wohlbefinden und die Stimmung. Es wurde im Laufe von Forschungen insbesondere in den USA deutlich, dass schon ein leichtes Beklopfen bestimmter Akupunkturpunkte zu deutlichen Veränderungen von emotionalen Zuständen führen kann. Dahinter steht die Annahme, dass vorhandene Energieblockaden in den Meridianen und die daraus entstehenden Störungen aufgelöst werden und die Energie wieder frei fließen kann.
Es gibt eine klinische Teilstudie (Dr. Joaquín Andrade/Akupunkturspezialist), die die Behandlungsdauer von Angstpatienten zwischen der klassischen Verhaltenstherapie/Medikation und dem Klopfen verglich. Die durchschnittliche Anzahl der Sitzungen betrug mit der Klopftechnik nur ein Fünftel der Zeit.
„Das Ergebnis einer dritten, sehr kleinen Teilstudie war überraschend: Es zeigte, dass das Klopfen der Punkte in der Behandlung

von Angststörungen sogar noch effektiver sein kann als das Stechen mit Nadeln."
(Vgl. Feinstein in: Energetische Psychologie-integrativ)

Inzwischen werden Langzeitstudien mit Tausenden von Probanden durchgeführt, die in eine ähnliche Richtung weisen, so dass in absehbarer Zeit auch der wissenschaftliche Nachweis der Wirksamkeit zu erwarten ist.

„Einer der interessantesten Aspekte der Energetischen Psychologie ist, dass Sie, um ein Problem lösen zu können, nicht zu verstehen brauchen, warum Sie es haben."
(Vgl. Gallo/Vicenzi in: gelöst, entlastet, befreit. Klopfakupressur bei emotionalem Stress)

„Wo die Angst ist,
da ist der Weg."
Japanische Weisheit

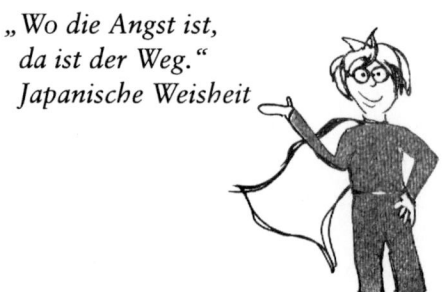

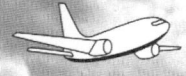

Was ist Angst?
Sinn und Erscheinungsformen

Angst ist...

- eines der grundlegendsten unserer Gefühle
- ein biologisch verankertes, sinnvolles Reaktionsmuster
- nicht immer ein Zeichen einer Krankheit oder Störung

Angst ist eine wichtige Reaktion auf eine wahrgenommene Bedrohung. Sie setzt dann ein, wenn das Gefühl auftaucht, keine angemessene Antwort oder Verhaltensweise zur Verfügung zu haben.

Angst äußert sich...

- körperlich durch Stresshormonausschüttung, Herz-/Kreislaufaktivierung.

- gedanklich/gefühlsmäßig durch schnelle Wahrnehmung, der Suche nach Bewältigungsmöglichkeiten, Gefühle der Bedrohung, der Flucht oder der Aggression.

- im Verhaltensbereich durch Orientierung, Vorbereitung und Ausführung von Kampf- oder Fluchtverhalten.

Auf diesen drei Ebenen können die beschriebenen Reaktionen nahezu gleichzeitig ablaufen, zeitlich kurz hintereinander erfolgen oder in einem der genannten Bereiche besonders ausgeprägt wahrnehmbar sein.

Das Alarmsystem Angst reagiert bei manchen Menschen übersensibel, und die verschiedenen Reaktionen erfolgen sehr rasch, überschießend und möglicherweise schon bei kleinsten Anlässen. Angst ist für uns ein vertrautes Gefühl. Zum Emotionsfeld der Angst gehören die Spannung, die Beklemmung, die Panik und die Furcht. Oft nennen wir es eher angespannt, verwirrt, nervös oder gestresst sein. Wir verwenden gern andere Begriffe, um sie nicht wirklich beim Namen nennen zu müssen. Angst hat aber eine wichtige Funktion in unserem Leben. Wenn wir leicht angespannt sind und wissen, dass diese Spannung in Konzentration umgesetzt wird, empfinden wir das durchaus als positiv (z.B. vor einer Prüfung, einem Wettkampf, einem Vorstellungsgespräch oder einem öffentlichen Auftritt).

Mit zunehmender Spannung wird es jedoch entsprechend unangenehm. Dann haben wir das Gefühl, blockiert und eingeengt zu sein. Das kann sich bis zur Panik steigern. Im Erleben der Emotion Angst gibt es viele Abstufungen, die je nachdem als unerträglich, bedrohlich, unheimlich usw. empfunden werden.
Wenn wir Angst haben, haben wir Fantasien, die auf das Erleben großen Einfluss haben.

Die beschriebenen körperlichen und auch gedanklichen Reaktionen laufen ab, ob die Angst nun berechtigt oder unberechtigt, funktional oder dysfunktional ist (dysfunktional = mit fehlender oder mangelhafter Funktion). Funktionale Emotionen warnen uns vor realen Gefahren oder machen Sinn, z.B. bei Trauer.
Dysfunktionale Emotionen erscheinen im Verhältnis zur Situation oder in Anbetracht des Auslösers eher unangemessen und heftig.
Dysfunktionalen Ängsten wird oft ihre Berechtigung abgesprochen, da andere Menschen sie nicht teilen. Dazu gehören objektbezogene Phobien (Spinnen, Mäuse, Tauben, Hunde…) oder situationsbezogene Phobien wie Angst vor der Höhe, vor Prüfungen, vor dem Fliegen, vor öffentlichen Auftritten usw. Man kommt sich dann selbst albern oder überempfindlich vor und redet nicht darüber. Das ändert aber nichts daran, dass das volle Programm körperlicher Reaktionen bei Erscheinen des Angstauslösers abläuft. Die Mobilmachung unseres Körpers für Kampf oder Flucht hilft uns in solchen Fällen nicht weiter. Es kommt eher zu Blockaden, die uns daran hindern, souverän mit der Situation umzugehen und über all unsere Ressourcen zu verfügen.

Der Körper spielt verrückt

Das Stresshormon Adrenalin beeinflusst viele Körperfunktionen im Sinne einer Blut- und Energiebereitstellung. Das für Flucht oder Kampf nicht notwendige Blut wird aus den Organen abgezogen und vor allem in die großen Muskeln des Körpers gelenkt. Dies kann folgende, für Sie beunruhigende Erscheinungen zur Folge haben:

- Herzklopfen/-rasen
  Es wird mehr Blut durch den Körper gepumpt für die Sauerstoff- und Energiezufuhr mit dem Ziel erhöhter Leistungsbereitschaft. Das Herz schlägt entsprechend schneller und kräftiger und es kommt auch einmal zu Extraschlägen, denen eine Pause folgt, damit der normale Rhythmus nicht durcheinandergerät.

- Atemveränderungen
  Es wird schneller und intensiver geatmet wegen des erhöhten Sauerstoffbedarfs. Fehlt jedoch die körperliche Bewegung, wird nicht so intensiv ausgeatmet und dies führt zu einer vermehrten Luftansammlung in der Lunge. Dies wiederum kann das Gefühl von Druck und Beklemmung im Brust korb verursachen. Verspannte Muskeln zwischen den Rippen können sogar Schmerzen verursachen. Häufig kommt es zu einem Gefühl von Atemnot und dadurch zu Mehratmung (Hyperventilation). Bewusstes, tiefes Ausatmen kann hier schon hilfreich sein.

- Schwindel/Schwarzwerden vor den Augen/Ohrgeräusche
  Diese Symptome können sich zeigen, da durch die Umverteilung des Blutes aus dem Bauchraum in Richtung Muskulatur die Blutzufuhr in Gehirn, Sehrinde und Innenohr gedrosselt ist.

- Bauchschmerzen/Übelkeit/Mundtrockenheit
  Mundtrockenheit entsteht durch geringere Speichelproduk-

tion und schnelleres Atmen. Die geringere Durchblutung des Bauchraumes führt manchmal zu Übelkeit, Bauchschmerzen oder sogar heftiger Darmtätigkeit.

- Kälte-, Hitzegefühle/Schwitzen
  Auch von der Haut in die Muskeln findet eine rasche Blutumverteilung statt, was zu kalten Händen und Füßen führen kann. Möglich sind ebenso Hitzegefühle mit heftigem Schwitzen. Der Körper versucht, sich durch den verdunstenden Schweiß zu kühlen und so vor dem Überhitzen zu bewahren.

- Weiche Knie/Zittern, Standunsicherheit
  Muskeln und Gelenke sind auf schnelle und kräftige Bewegungen eingestellt. Wenn die Bewegung ausbleibt, kann die bereitgestellte Energie in den Muskeln auch durch Muskelzittern abgeführt werden. Gehen und Stehen kann durch diese Veränderung in den Beinen als Unsicherheit empfunden werden.

„Denken Sie daran, dass in der Panik ausschließlich normale, aber übertriebene Körperreaktionen ablaufen."
(Vgl.: Angstfibel/Psychosomatische Fachklinik Bad Pyrmont)

Flugangst

In der Situation der Flugreise zeigen sich die oben beschriebenen körperlichen Symptome bei dem Einzelnen unterschiedlich. Je nach Intensität können sie sich bis zur Panikattacke steigern. Viele Menschen müssen gar nicht erst in ein Flugzeug steigen, um körperliche Symptome (evtl. in abgeschwächter Form) zu spüren. Es reicht die bloße Vorstellung, dass man es tun müsste, um Schlaflosigkeit, schwitzende Handflächen und Herzklopfen zu bekommen. Dabei kann die geplante Reise noch Monate in der Zukunft liegen.

Im Zusammenhang mit dem Fliegen können verschiedene Ängste und Angstfantasien auftreten:

- Angst, keinen Fluchtweg zu haben
- Höhenangst
- Angst vor technischen Problemen oder einem Absturz
- Angst vor Kontrollverlust
- Angst vor der Enge, manchmal schon in der Gangway
- Angst vor geschlossenen Räumen
- Angst vor fremden Geräuschen
- Angst vor Entführungen oder terroristischen Anschlägen
- Angst, hilflos zu sein oder im Flugzeug zu erkranken.

Flugangst gehört zu den situations- oder objektbedingten Phobien, d.h. sie bezieht sich auf eine abgegrenzte Situation oder ein Objekt.

Argumentationen oder statistische Nachweise, das Flugzeug sei das sicherste Verkehrsmittel der Welt, erreichen Menschen mit Flugangst nicht. Es kommt ihnen selbst schon irreal vor, diese Angst überhaupt zu empfinden, da andere Menschen sich in der gleichen Situation entspannt und wohl fühlen.
Dazu kommt vielleicht der Ärger auf sich selbst, weil man nicht in der Lage ist, die Situation in den Griff zu bekommen sowie Verstand und Wissen über dieses starke Gefühl siegen zu lassen.
Kontrolle ist ein wichtiger Begriff im Zusammenhang mit Angst. Wenn wir etwas unter Kontrolle haben, dann haben wir Überblick und fühlen uns nicht hilflos ausgeliefert, da wir damit umgehen können.
Die Klopftechnik der Energetischen Psychologie erschließt Ihnen allein schon dadurch, dass Sie selbst etwas tun können, eine Möglichkeit, die belastende Emotion unter Kontrolle zu bringen.

Eine Anleitung, sich vor oder in der konkreten Situation der Flugreise und der für Sie damit verbundenen Angst selbst zu helfen, finden Sie ab Seite 23.

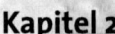

Kapitel 2

Fliegen als Stressfaktor

Fliegen im Job, weil es sein muss!

Wenn Sie nicht fliegen müssen, werden Sie es vielleicht einfach vermeiden, sich dieser Situation auszusetzen. Wenn Sie jedoch in einer international tätigen Firma arbeiten und Geschäftstermine im Ausland dazugehören, haben Sie einen erheblichen, zusätzlichen Stressfaktor.

In diesem Fall sollten Sie auf jeden Fall etwas gegen Ihre Flugangst tun, da ständige extreme Stresssituationen alles andere als gesund sind.

„Ein Mensch, der die Möglichkeit des Auftretens von Phobien leugnet, wird dadurch keineswegs vor ihren Auswirkungen geschützt. Es gibt zahlreiche Männer, die niemals ihre Angst vorm Fliegen zugeben würden und regelmäßig vor dem Start zu einer Flugreise mit Alkohol „auftanken".“
(Vgl. R.Callahan, Leben ohne Phobie)

Flugangsttrainings im deutschen Raum werden meist in Form von 1-tägigen Seminaren angeboten, die die Elemente technische Informationen, Entspannungsmöglichkeiten und Methoden der Gedankenkontrolle sowie auf Wunsch einen Übungsflug anbieten. Dies ist für viele Menschen hilfreich, aber vielleicht nicht für jeden die richtige Form.

Und plötzlich kam die Angst

Menschen mit Flugangst müssen diese nicht zwangsläufig schon immer gehabt haben. Es kommt auch vor, dass sie trotz bisher unproblematischer Vielfliegerei und ohne ersichtlichen Grund plötzlich auftaucht. Bei manchen Menschen entwickelt sich die Angst auch schleichend im Lauf der Zeit mit zunehmender Tendenz.

Bei genauem Hinsehen erschließt sich aber doch ein Zusammenhang, der dem Betroffenen zunächst gar nicht klar war, z.B.:

- Erreichen des Alters, in dem ein Elternteil starb
- nach einer Schwangerschaft
- vorangegangene Erkrankungen
- Krisen in der Lebensmitte
- gedankliche Beschäftigung mit dem Sterben
- Unsicherheit auch in anderen Lebensbereichen
- und weitere sehr individuelle Gründe.

Hier lohnt es sich, genau hinzusehen.

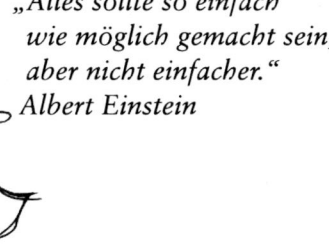

„Alles sollte so einfach
wie möglich gemacht sein,
aber nicht einfacher."
Albert Einstein

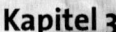

Klopfen gegen Flugangst: Emotionales Selbstmanagement vor und während der Flugreise

Das Emotionale Selbstmanagement mit Hilfe des Klopfens ist eine Möglichkeit, zu einem angstfreien und entspannten Flugerlebnis zu kommen. Durch die Stimulation bestimmter Behandlungspunkte auf der Körperoberfläche nimmt die mit dem Problem verbundene subjektive Belastung erfahrungsgemäß ab.

Stellen Sie sich vor, Sie lernen neue Tanzschritte. Beim ersten Mal herrscht das Chaos. Beim zweiten Mal bekommen Sie eine Ahnung, wie es aussehen könnte und beim dritten Mal gewinnen Sie schon Sicherheit. Und später dann werden die Tanzschritte zu einem ganz vertrauten Bewegungsmuster. So wird es Ihnen auch mit den Klopfübungen gehen, also nur Mut!

Die „Simultanbühne"

Bei den Passionsspielen im Mittelalter waren alle im Verlauf des Spiels erforderlichen Schauplätze nebeneinander und dauernd sichtbar aufgebaut.

Ich nehme dieses Bild, um Ihnen zu verdeutlichen, dass es zwei „Bühnenseiten" gibt, die wir uns anschauen, wenn wir ein belastendes Geschehen betrachten.

Die rechte „Bühnenseite" zeigt Ihnen Ihre negativen, dysfunktionalen Emotionen (dysfunktional = mit fehlender oder mangelhafter Funktion). Dies meint Gefühle, Befindlichkeiten und Gemütsverfassungen, die im Vergleich zur Situation unverhältnismäßig stark und unangemessen sind. Eine im Gegensatz dazu angemessene Emotion wäre eine Angst, die Sie angesichts einer gefährlichen und realen Bedrohung empfinden. Diese angemessene und funktionale Angst dient dem Schutz und Überleben, weil sie für Abwehrreaktionen mobilisiert.

Eine dysfunktionale Emotion ist z.B. ein Gefühl wie Flugangst trotz sicherheitstechnischer Aufklärung und dem Wissen um die statistische (Un-) Wahrscheinlichkeit von Abstürzen. Außerdem: Prüfungsangst trotz guter Vorbereitung, Auftrittsangst trotz großen Könnens, Angst vor Spinnen, Tauben, Mäusen usw.

Diese „unangemessenen" Befindlichkeiten schränken Sie unter Umständen ein, blockieren Ihre Entwicklung und verringern Ihre Lebensqualität.

Meistens spüren Sie diese Gefühle, die von Ihrem limbischen System („Gefühlshirn") gesteuert werden und die die Gedanken oder Gedankenmuster in Ihrem Großhirn auslösen, auch im Körper deutlich.

Die rechte „Bühnenseite" mit ihren dysfunktionalen Emotionen bearbeiten Sie mit Hilfe der Klopfsequenzen.

Die „Simultanbühne"

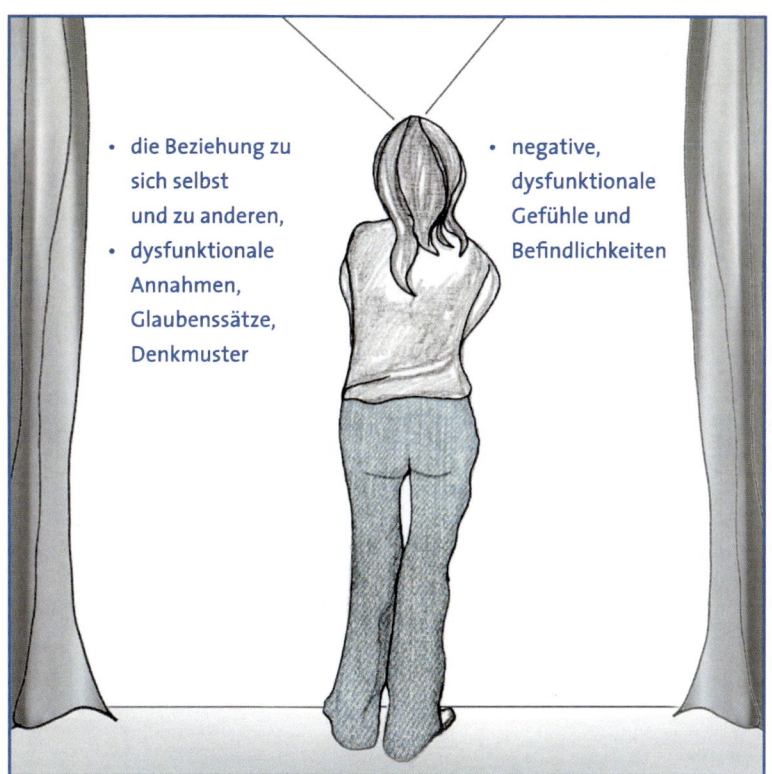

- die Beziehung zu sich selbst und zu anderen,
- dysfunktionale Annahmen, Glaubenssätze, Denkmuster

- negative, dysfunktionale Gefühle und Befindlichkeiten

Die linke „Bühnenseite" lässt Sie auf ein anderes Schauspiel bli-
cken. Hier tummeln sich Ihre selbstsabotierenden Gedanken
(z.B. „Ich war noch nie besonders mutig"), Ihre Selbstvorwürfe
(z.B. „Wäre ich nicht so empfindlich und übervorsichtig, sähe die
Sache ganz anders aus!") und Ihre dysfunktionalen Glaubenssät-
ze/Annahmen/Überzeugungen (z.B. „Ich habe es nicht verdient,
glücklich zu sein.").

Die von Kindheit an verinnerlichten Werte und Normen sowie
das Gefühl des Schrumpfens (z.B. „Ich fühle mich wie eine Zehn-
jährige, wenn ich diese Angst habe.") spielen auch eine Rolle.

Ebenso auf die linke Bühnenseite gehören Ihre Beziehungen zu
anderen Menschen, die Vorwürfe, Erwartungen und Loyalitäten
diesen gegenüber. Die Frage: „Liebe und akzeptiere ich mich
selbst, wie ich bin? (...und wenn nicht, was hindert mich daran?)" steht hier im Rampenlicht. Daher werden die „Choreogra-
fien" dieser Bühnenseite mit der Selbstakzeptanzübung bearbeitet
siehe Seite 31.

In die Situation hineingehen

Die Klopfübungen sind besonders effektiv, wenn es Ihnen gelingt, sich in die Situation, die Sie verändern möchten, einzufühlen. Versuchen Sie, die damit verbundenen Emotionen und körperlichen Empfindungen präsent zu haben. Der erste Schritt ist also das Einfühlen in den gesamten Prozess des Flugerlebnisses. Und dabei achten Sie bitte genau darauf, an welchen Stellen ein „unangemessenes" Angstgefühl auftritt.

Die sensiblen Punkte, an denen ein Angstgefühl oder zunächst vielleicht auch nur ein mulmiges Gefühl auftaucht, können individuell sehr unterschiedlich sein:

- Reiseorganisation/Kauf des Flugtickets
- Gedanken, Bilder, Schlaflosigkeit lange vor der Flugreise („Ich liege tagelang vorher nachts wach im Bett und habe schweißnasse Hände.")
- Packen der Koffer
- Anfahrt zum Flughafen
- Einchecken
- Weg durch den Flughafen
- Boarding
- Warten in der Wartezone
- Betrachten der Flugzeuge auf dem Rollfeld
- Einladen des Gepäcks in das Flugzeug
  („Bei jedem Koffer mehr im Bauch des Flugzeuges dachte ich, das geht nicht, der Boden bricht doch dann weg und ich mit ihm.")
- Lautsprecherdurchsagen
- Aufruf zum Besteigen des Flugzeugs
- Einsteigen
- Aufsuchen des Platzes
- Anschnallen
- Sicherheitseinweisung des Personals
- Hochfahren der Triebwerke
- Fremde Geräusche

- Start
- Turbulenzen
- Höhe
- Enge
- Landung

Die mit den einzelnen Aktionen verbundenen Emotionen werden Ihnen sicher deutlich, wenn Sie sie vor Ihrem inneren Auge vergegenwärtigen. Vielleicht kennen Sie auch genau die Stellen, an denen es für Sie „brenzlig" wird. Ist es eine deutlich benennbare Angst, fangen Sie an zu klopfen. Gibt es unterschiedliche Ängste, bietet es sich an, ein Gefühl nach dem anderen zu beklopfen. Meist drängt sich ein Thema eindeutig vor, damit beginnen Sie dann. Manchmal glaubt man auch zunächst, dass es doch eindeutig und klar die Angst vor der Höhe ist. Im Laufe der Bearbeitung tauchen aber unerwartet andere Themen oder störende Emotionen auf, die mit einbezogen werden müssen. Bleiben Sie ruhig und beklopfen Sie eines nach dem anderen.

Für Ihr Gehirn ist es übrigens gleichgültig, ob sich die Situation nur in Ihrer Vorstellung abspielt oder tatsächlich erlebt wird. Sie werden in abgeschwächter Form nahezu die gleichen körperlichen, unangenehmen Reaktionen spüren und können diese daher auch im sicheren Sessel zuhause bearbeiten und nicht erst im „Ernstfall".

Wenn Sie gleichzeitig an die Angst denken und klopfen sowie andere Übungen machen, wird Ihr Gefühlszentrum im Gehirn (limbisches System) überlastet. Es kann nicht zeitgleich Anspannung und Entspannung empfinden und so siegt im Zweifelsfalle die Entspannung. Das konkrete Klopfen macht es unmöglich, in demselben Moment negative Befindlichkeiten aufrecht zu erhalten und der Stress sinkt.

Nun geht es los mit Ihrer Aktivität. Im Folgenden werden Sie die Anleitung zum Klopfen in acht genau beschriebenen Schritten finden.

8 Schritte des Emotionalen Selbstmanagements

- Einstimmen auf das Problem
- Einschätzung auf der Stressskala von 0 – 10
- Übungen für die Gehirnbalance
- Selbstakzeptanzübung
- Akupunkturpunkte klopfen
- Zwischenentspannung
- Akupunkturpunkte klopfen
- Abschlussentspannung

Schritt 1 - Einstimmen auf das Problem

Das Einstimmen ist ein wichtiger Prozess, denn das Problem muss präsent sein, um es bearbeiten zu können. Ohne gedankliche Einstimmung verfehlen Sie sehr wahrscheinlich Ihr Ziel, die Angst aufzulösen. Es geht Ihnen dann vielleicht nach den Klopfsequenzen ganz gut und Sie fühlen sich entspannt, sind aber nicht zum Kern des Problems vorgedrungen. Es ist also wichtig, die richtigen, unter Umständen vielfältigen Aspekte Ihrer Angst herauszufinden.

Auch ein ruhiger Ort, ein Glas Wasser vor dem Klopfen und die Abwesenheit von Müdigkeit oder Stress sind gute Bedingungen, sich auf den Prozess einzulassen.

Welche inneren Bilder entstehen, wenn Sie an das Fliegen denken? Wie schon beschrieben, gehen Sie in Ihrer Erinnerung (oder Vorwegnahme vor dem inneren Auge aufgrund der Erwartungen/ Erfahrungen) in die gesamte Situation des Flugreiseprozesses gedanklich hinein. Dann schauen Sie, in welchen Situationen genau die unangenehmen und ängstigenden Auslöser auftauchen.

Nehmen wir an, es kristallisieren sich drei unterschiedliche Ängste heraus, z.B. vor der Enge, vor dem Ausgeliefertsein und vor der Höhe.

Sie können zunächst versuchen, das „Bündel" Flugangst insgesamt zu bearbeiten. Wie oben schon einmal ausgeführt, ist es jedoch oft sinnvoll, eine Angst nach der anderen zu beklopfen. Je präziser Sie das Problem definieren, desto besser fällt erfahrungsgemäß das Klopfergebnis aus. Also statt „Meine Angst vor dem Fliegen..." wäre „Meine Angst vor einem Unfall/Absturz/ der Höhe etc." sinnvoller.

In der Regel drängt sich ein Thema in den Vordergrund, mit dem Sie dann beginnen können. Eine einzelne Klopfsequenz reicht selten aus, wenn mehrere Aspekte an dem Problem beteiligt sind. Fragen Sie sich, welches Gefühl im Moment die höchste Energie oder Aufmerksamkeit hat.

Nehmen Sie sich dafür Zeit und Ruhe und wenden Sie Ihre Aufmerksamkeit dieser Emotion zu. Nehmen Sie wahr, was genau Sie bei diesem Bild und Gefühl spüren. Wo im Körper sind die unangenehmen Empfindungen? Bleiben Sie beim Thema, während Sie gedanklich durch Ihren Körper wandern.

Es kann sein, dass Sie gefühlsmäßig Schwierigkeiten haben, richtig im Thema zu sein. Es ist bei jedem Menschen individuell unterschiedlich, wie das gelingt. Machen Sie sich keinen Stress. Wichtig ist, dass Sie Kontakt mit dem Thema aufnehmen und Ihre Aufmerksamkeit darauf richten. Sie sollten also gedanklich „drin" sein.

Schritt 2 - Einschätzung der Intensität des Gefühls auf einer Skala

Schätzen Sie nun bitte das Ausmaß, die Bedeutung dieser Emotion, auf einer Skala von 0 bis 10 ein, wobei bei 0 eine Belastung nicht mehr spürbar wäre und bei 10 hätte sie ihre maximale Ausprägung erreicht. Gemeint ist Ihr momentaner Gefühlszustand, wenn Sie an die Angst/das Fliegen denken. Sie sollten nach jedem Klopfdurchgang und auch zwischendurch die Einschätzung wiederholen, um herauszufinden, was sich an dem Thema verändert hat.

Dies ist ein gutes und praktisches Messinstrument für Ihre aktuelle Befindlichkeit. Zudem sind das Erspüren der körperlichen Signale und die Wahrnehmung des Gefühlserlebens für das Erkennen des eigenen Stresslevels auch in Alltagssituationen sehr nützlich. Es gelingt Ihnen damit besser, rechtzeitig „Stopp" zu sagen und sich die Situation und die eigenen Bedürfnisse genau anzuschauen.

Nach einer oder mehreren Klopfsequenzen fällt es oft schwer, eine Einschätzung vorzunehmen. Teilweise gelingt es gar nicht mehr, in das Gefühl so hineinzukommen wie am Anfang. Nehmen Sie das als positives Zeichen, dass sich eine Menge getan hat, auch wenn Sie noch nicht klar sagen können, wie das Befinden aktuell einzuschätzen ist.

Befindet sich das Gefühl, das Sie bearbeitet haben, z.B. noch auf dem Skalenwert 3 trotz mehrerer Klopfsequenzen, überprüfen Sie, ob es sich noch um dasselbe Gefühl handelt. Manchmal verändert sich das ursprüngliche Thema, dann kann aus Angst z.B. Trauer, Enttäuschung oder Wut werden. In dem Fall folgen die „8 Schritte des Emotionalen Selbstmanagements" zu dieser Emotion.

Schritt 3 - Vorbereitende Übungen für die Gehirnbalance
Die Überkreuz- und die Fingerberührübung

Die Überkreuzübung

Um Ihr Gehirn optimal auf einen Veränderungsprozess vorzubereiten und die Gehirnhälften zu einer verbesserten Kommunikation anzuregen, begeben Sie sich in den Überkreuzsitz.

Setzen Sie sich entspannt hin und achten Sie darauf, dass sich die Position Ihrer Arme und Beine angenehm anfühlt. Für den Erfolg der Übung ist es unerheblich, ob der rechte über dem linken Knöchel liegt oder umgekehrt.
Das Gleiche gilt für die Position der Arme. Wichtig ist jedoch, dass Arme und Beine gegengleich gekreuzt sind.
Schließen Sie nun die Augen und richten Sie Ihre Aufmerksamkeit auf Ihren Atem. Beim Einatmen durch die Nase sollte die Zunge ganz leicht den oberen Gaumen berühren, beim Ausatmen durch den Mund sollte sie sich wieder lösen. Stellen Sie sich nun vor Ihrem inneren Auge eine ausbalancierte Pendelwaage vor. Sie können innerlich oder laut das Wort „Balance" oder "Gleichgewicht" sagen, sozusagen um es in sich hineinzurufen und den auditiven Kanal anzusprechen. Andere ausgleichende Bilder, die Sie mit Balance verbinden, sind ersatzweise möglich, wenn es passendere für Sie gibt. Damit unterstützen Sie die Entspannung. Sie bleiben zwischen 30 Sekunden und 2 Minuten in dieser Position.

Sie können diese Übung auch im Liegen und länger machen, wenn Sie sich entspannen oder vor dem Einschlafen zur Ruhe kommen möchten.

Die Überkreuzübung

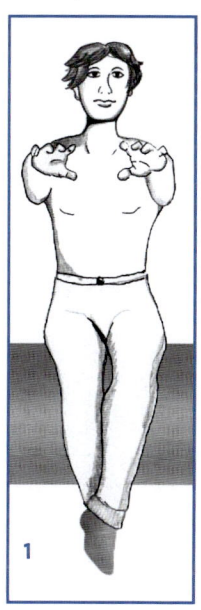

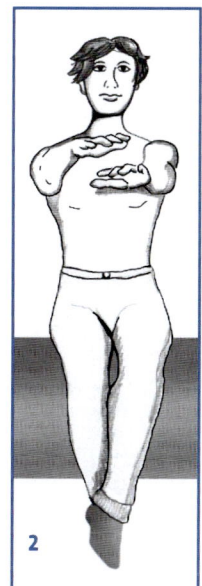

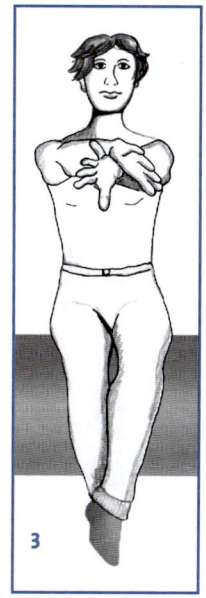

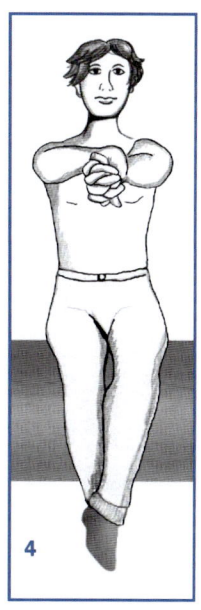

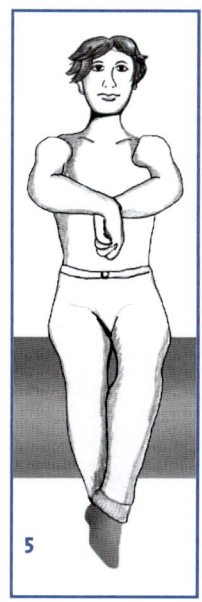

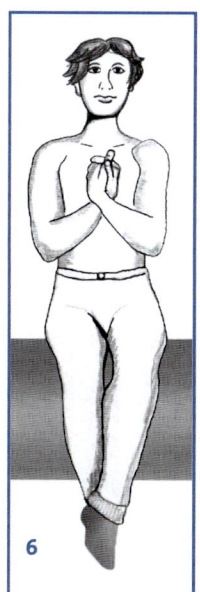

Was macht die Überkreuzübung in unserem Gehirn?

Die Überkreuzübung ist eine optimale Vorbereitung des Gehirns auf die emotionale Veränderung. Sie führt zu einer besseren Kooperation der beiden Gehirnhälften, die normalerweise relativ strikt getrennt für die Steuerung der jeweiligen Körperhälften zuständig sind. Durch die beschriebene verdrehte Positionierung der Arme und Hände wird unser Gehirn dazu gezwungen, sich klarzumachen, wo genau sich die Hände und die einzelnen Finger gerade befinden. Sie führt dazu, dass beide Hirnhälften gefordert sind, miteinander zu kommunizieren. Hieraus resultiert eine Durchbrechung der wechselseitigen Abschottung der Hemisphären. Durch diese Durchbrechung der gegenseitigen Abschottung kann das Gehirn rationale und emotionale Erinnerungsaspekte, die zuvor isoliert waren, wieder besser miteinander verknüpfen. Eine Umstrukturierung der Erinnerung kann so besser erfolgen. Dies, so wird vermutet, führt mit zu einer Auflösung negativer Assoziationsmuster.

Angelehnt an: M. Bohne, Feng Shui gegen das Gerümpel im Kopf

„Probleme kann man niemals auf derselben Ebene lösen, auf der sie entstanden sind."
Albert Einstein

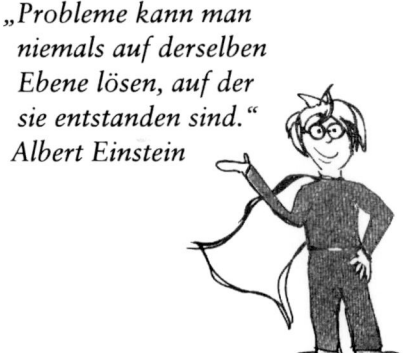

Die Fingerberührübung

Lösen Sie sich aus dem Überkreuzsitz und setzen Sie sich aufrecht hin. Legen Sie die Ellenbogen an Ihren Oberkörper seitlich an und bilden Sie mit den Fingern vor Ihrer Brust einen Ball. Richten Sie Ihre Aufmerksamkeit und Konzentration auf den Raum zwischen den Händen. Die Augen können offen oder geschlossen sein. Und wieder soll beim ruhigen Atmen die Zunge leicht den oberen Gaumen berühren und sich beim Ausatmen wieder lösen. Die Übung soll zwischen 30 Sekunden und 2 Minuten dauern.

TIPP: Diese beiden kleinen, aber außerordentlich wirkungsvollen Übungen passen sehr gut in das Repertoire der Stressbewältigungsmöglichkeiten, die sich jeder individuell im Laufe seines Lebens angeeignet hat. Sie können sie als Zwischenentspannung nutzen oder zur schnelleren Regeneration nach anstrengenden Situationen. Vor einer stressigen Phase kann man die Übungen durchführen, um die Konzentration und den Zugang zu den eigenen Ressourcen zu verbessern. Ich nutze sie gern, bevor ein Seminar startet oder vor Klienterminen.

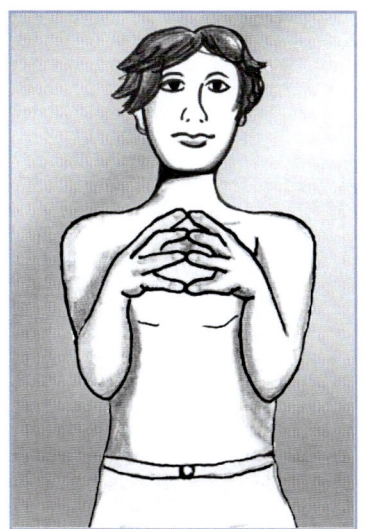

Die Fingerberührübung

Schritt 4 - Die Selbstakzeptanzübung

Ihre rechte und linke Gehirnhälfte sind nun auf Veränderung vorbereitet, Sie sind eingestimmt auf Ihr Thema und können starten. Mit dieser Übung sind wir nun auf der linken Seite der Simultanbühne siehe Abbildung Seite 19.
Hier geht es um selbstsabotierende Gedanken, Selbstvorwürfe und dysfunktionale Annahmen (auch Überzeugungen oder Glaubenssätze genannt).
Es geht darum, wie wichtig es ist, sich trotz des Problems bzw. mit dem Problem selbst anzunehmen.

Im Emotionalen Selbstmanagement hat die Beziehung zu sich selbst einen hohen Stellenwert. Selbstakzeptanz bedeutet, sich zu lieben, zu akzeptieren und zu schätzen, so wie man ist. Sich anzunehmen als Mensch mit all seinen Erfahrungen, Besonderheiten, Fähigkeiten, Neigungen und vielleicht auch Unzulänglichkeiten und Einschränkungen, verdient besondere Wertschätzung.

Der Selbstakzeptanzpunkt ist kein Akupunktur-, sondern ein körperlicher Reflexpunkt. Er wird daher nicht geklopft, sondern kreisend sanft im Uhrzeigersinn gerieben.
Dieser Reflexpunkt liegt auf der linken Seite des Brustkorbes zwischen dem Schlüsselbein und der Brust. Er fühlt sich etwas empfindlich an, wenn man ihn reibt.

Während Sie den Selbstakzeptanzpunkt reiben, sprechen Sie folgenden Satz 2 bis 3-mal laut aus:

„Auch wenn ich Angst vor dem Fliegen habe, liebe und akzeptiere ich mich so, wie ich bin."

Wichtig ist die Stimmigkeit, also Ihr Gefühl, ob dieser Satz für Sie passt. Wenn Sie merken, dass das nicht Ihr Satz ist, dann variieren Sie ihn, bis Sie die für sich passenden Worte gefunden haben.

Der Selbstakzeptanzpunkt

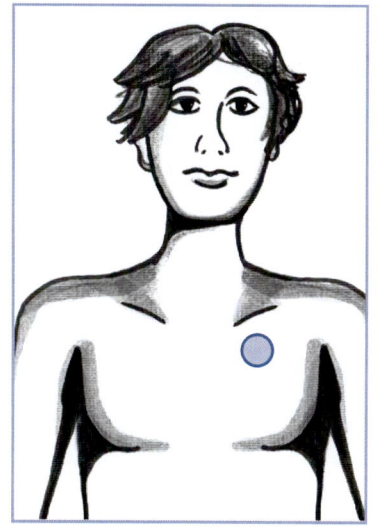 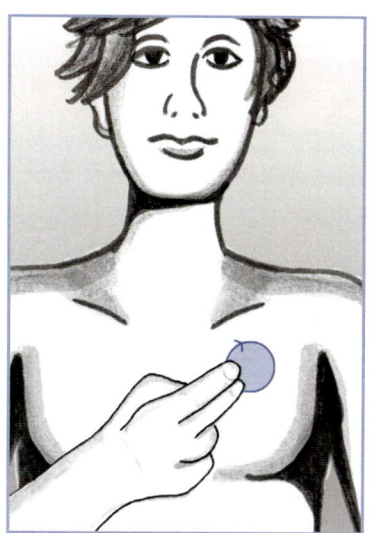

Einige Ideen:

„Auch wenn ich mich über mich selbst ärgere, dass ich mich beim Fliegen nicht im Griff habe, liebe und akzeptiere ich mich so wie ich bin."

„Auch wenn ich Flugangst habe,…"
„Auch wenn ich Angst habe, dass das Flugzeug abstürzt…"
„Auch wenn ich mich schäme,….."
„Auch wenn es mir peinlich ist,…."
„Auch wenn ich es albern finde,…"
„Auch wenn ich es lächerlich finde, dieses Problem zu haben…"
„Auch wenn ich mich für einen Angsthasen halte,…"
„Auch wenn es mir Angst macht, die Kontrolle zu verlieren…"
„Auch wenn ich Angst habe, dass das Flugzeug in ein
   Unwetter gerät,…"
„Auch wenn ich mich wie ein Kleinkind fühle, sobald ich
   das Flugzeug besteige…"

„Auch wenn ich mich ganz hilflos fühle in meiner Flugangst,..."
„Auch wenn ich meine Ohnmacht in dieser Situation
schrecklich finde,..."
„Auch wenn ich glaube, dass ich mein Problem nicht
überwinden kann,..."
„Auch wenn es mich belastet, dass ich Flugangst habe,..."
„Auch wenn ich glaube, dass ich ein wirklich schwieriger
Fall bin,..."

Die Struktur ist also immer dieselbe, wie Sie sehen. Mit der Formulierung „liebe und akzeptiere ich mich" werden gleichzeitig der Verstand (Akzeptanz) und das Gefühl (Liebe) angesprochen. Wenn Sie sich mit dem Problem oder wegen des Problems nicht selbst vollständig annehmen können, lehnen Sie den Teil in sich ab, der das Problem hat. Um es zu lösen, bedarf es also zunächst einmal der Anerkennung, dass Sie es überhaupt haben.

Die Selbstakzeptanzübung bringt in dem ersten Teil des Satzes das zur Sprache, was einschränkend, entwertend und blockierend mit diesem Thema verbunden ist. Es ist die Anerkennung dessen, was ist. Der zweite Teil des Satzes spricht den Verstand und das Gefühl an und wirkt in der Selbstannahme dadurch auf zwei Ebenen. Das stärkt den Organismus und der Stress sinkt.

Denken Sie einmal daran, wie viel Energie Sie brauchen, um Ihre Flugangst vor anderen zu verbergen, geheim zu halten, zu verleugnen, sie beherrscht durchzustehen, sich auf der Reise „zusammenzureißen" usw. Allein die Tatsache, dazu zu stehen, entschärft das Problem erheblich.

Es ist somit lohnenswert, etwas Zeit in das Thema Selbstakzeptanz zu investieren, da es die Haltung zu sich und somit die Beziehung zu sich selbst verbessert.

Die Auswirkungen können auch in anderen Lebensbereichen spürbar sein. Mir haben Menschen berichtet, dass durch Verbesserung ihrer Selbstbeziehung ebenso in anderen Bereichen des Lebens Dinge leichter und entspannter erlebt wurden.

Was Ihnen vielleicht am Anfang schwerfällt

Das Aussprechen der Worte „liebe und akzeptiere ich mich so, wie ich bin" ist nicht für jeden Menschen so einfach möglich und Sie müssen sich dem eventuell etwas behutsam nähern.
Dieser zweite Teil des Satzes kann in diesem Fall Ihren individuellen Möglichkeiten entsprechend abgewandelt werden.

Beispiele:
„Auch wenn ich dieses Problem habe, gibt es doch einen Teil in mir, der sich wünscht, mich zu lieben und zu akzeptieren so, wie ich bin."

„Auch wenn ich…(Benennung des Gefühls/Problems)…

…beginne ich nun allmählich mich zu lieben und zu akzeptieren so, wie ich bin."
…wäre es schön, mich zu lieben und zu akzeptieren so, wie ich bin."
…würde ich mich in Zukunft gern lieben und akzeptieren so, wie ich bin."
… mag ich mich und finde mich gut so, wie ich bin."
… glaube ich an mich und respektiere mich selbst."
…wäre es wahrscheinlich gut, mich so zu lieben und zu akzeptieren, wie ich bin."

Oder Sie können auch folgendermaßen formulieren, wenn Sie die „Originalvariante" gar nicht sprechen mögen.

Beispiele:
„Auch wenn ein Teil von mir mit der Angst nicht klarkommt, liebe und akzeptiere ich mich so, wie ich bin."

„Auch wenn ein Teil von mir noch Flugangst hat und ein anderer Teil mächtig ärgerlich auf mich selbst deswegen ist, liebe und akzeptiere ich mich so, wie ich bin."

Bei Kindern/Jugendlichen ändere ich den Satz ab, damit er „cool" genug klingt: z.B. „Auch wenn ich Angst vor dem Fliegen habe, mag ich mich und finde, dass ich ein guter Typ/ein klasse Mädchen bin."

„Hirnforscher haben herausgefunden, dass Hirnareale wie etwa die Amygdalae, die Mandelkerne, die mit negativen Empfindungen, wie z.b. Trauer, Angst und Wut in Zusammenhang stehen, offensichtlich durch Liebesgefühle zum Schweigen gebracht werden. Dies könnte auch erklären, warum die Aussagen zur Selbstannahme und Selbstliebe während einer Klopfsequenz häufig direkt so positive und stressreduzierende Auswirkungen haben."

Vgl.: M.Bohne, Einführung in die Energetische Psychologie

Schritt 5: Klopfen der Akupunkturpunkte

Bis hierher haben Sie sich innerlich auf das Gefühl eingestimmt, die Einschätzung auf der Stressskala vorgenommen und die Balance- und die Selbstakzeptanzübung gemacht. Das Klopfen ist umso wirksamer, je besser Sie im Kontakt mit Ihrer Emotion/ Flugangst sind.

Sie klopfen die Akupunkturpunkte Abb. Seite 37 mit den Fingerkuppen der Zeige- und Mittelfinger der rechten oder linken Hand **jeweils 5 bis 25-mal** (ca. 2 Schläge/Sekunde). Auf welcher Körperseite Sie klopfen, ist nicht entscheidend. Vielleicht entdecken Sie selbst, welche Seite Ihnen am besten liegt. Es ist ausreichend, wenn Sie die Punkte in einem Umkreis von ca. 5 cm treffen. Sie beklopfen alle 16 Punkte, während Sie an das negative Gefühl denken. Sie können das Gefühl/Thema auch laut aussprechen, damit es während des Klopfens aktiv bleibt.
„Meine Angst vor dem Start."
„Meine Angst vor unbekannten Geräuschen."
„Meine Angst vor Turbulenzen."

„Meine Hilflosigkeit....." usw.

Wenn Ihr Kontakt zu dem Gefühl besser ist, wenn Sie nur daran denken, anstatt es laut auszusprechen, so ist das genauso in Ordnung. Wichtig ist, dass während des Klopfens die Aufmerksamkeit auf das Thema erhalten bleibt.

Die Reihenfolge der Punkte ist orientiert an der, die aus Sicht der Traditionellen Chinesischen Medizin am meisten Sinn ergibt. Eignen Sie sich eine feste Reihenfolge an, dann haben Sie sie im Notfall zur Verfügung.

Im Zweifelsfall hat jedoch immer Ihre Wahrnehmung Vorrang, d.h. wenn Sie deutlich spüren, was Ihnen gut tut, dann richten Sie sich danach.

Bei den 16 Punkten, die geklopft werden, handelt es sich um Akupunkturpunkte, die auf den Meridianen und Sammelgefäßen liegen. Für die Anwendung des Emotionalen Selbstmanagements mittels Klopfen ist es nicht nötig zu wissen, um welche Akupunkturpunkte und welche Meridiane es sich genau handelt.

„Ganz im Gegenteil, das Meridiansystem der Traditionellen Chinesischen Medizin (TCM) ist ein hochkomplexes und somit für den Ungeübten sehr verwirrendes System. Wir erlauben uns hier beim Klopfen eine radikale Komplexitätsreduktion und müssen nur wissen, wo die Punkte sind, die wir beklopfen. ....Wenn Sie genau wissen wollen, um welche Punkte es sich handelt, sollten Sie in der weiterführenden Literatur nachschlagen.

Beim Beklopfen der Punkte achten Sie bitte sehr genau darauf, an welchen Punkten es sich besonders gut anfühlt oder an welchen Sie das Gefühl haben, dass sich sehr viel Material, also Gedanken und Gefühle, aktivieren lassen. An den Punkten, die eines dieser beiden Kriterien erfüllen, sollten Sie dann längere Zeit klopfen (mehrere Minuten oder bis nichts mehr passiert oder bis es Ihnen langweilig wird)."

Vergl. M.Bohne 2008

Hier liegen die Klopfpunkte (ob rechte oder linke Körperseite ist unerheblich):

- Auf dem Handrücken zwischen dem Kleinfinger und dem Ringfinger.
- An der Handkante, und zwar dort, wo sich eine Falte bildet, wenn man eine Faust schließt. In Höhe des Kleinfinger-knöchels.
- Am Nagelfalz des Kleinfingers.
- Am Nagelfalz des Mittelfingers.
- Am Nagelfalz des Zeigefingers.
- Am Nagelfalz des Daumens.
- Zwischen den Augenbrauen (sog. Drittes Auge).
- Auf der Augenbraue am Innenwinkel.
- Am Auge seitlich.
- Unter dem Auge, auf dem Jochbogen.
- Unter der Nase.
- Zwischen der Unterlippe und dem Kinn.
- Ca. zwei Querfinger unterhalb des Schlüsselbeins, im Zwischenrippenbereich.
- Zwischen der Brust und dem Rippenbogen.
- Unter dem Arm, ca. eine Handbreit unter der Achsel (kann man auch mit der flachen Hand beklopfen).
- Im oberen Drittel des Brustbeins (Thymusdrüse).

Schätzen Sie nach jedem Klopfdurchgang den Grad Ihrer emotionalen Belastung auf der Stressskala von 0 bis 10 neu ein. Ist die Belastung bereits verschwunden oder kleiner als 3, so können Sie direkt zur Abschlussübung auf Seite 41 gehen und diesen Durchgang damit beenden.

Ist die subjektive Belastung noch höher als 3, schließen sich hier die Zwischenentspannung und ein erneuter Klopfdurchgang an.

Die 16 Klopfpunkte

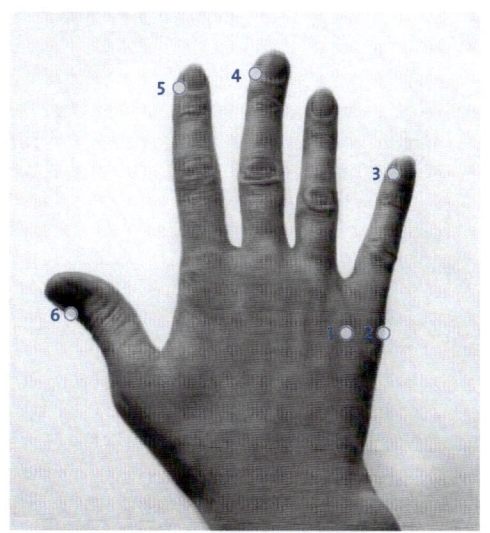

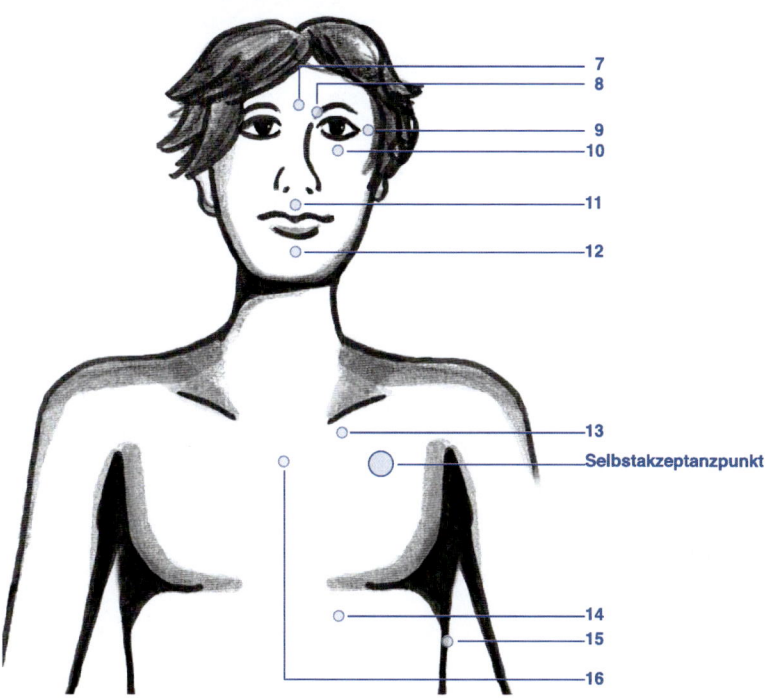

Schritt 6 - Die Zwischenentspannung

Während der Zwischenentspannung brauchen Sie an nichts zu denken.

Das bislang Erreichte soll nun in verschiedene energetische Ebenen und in den Körper und die Psyche integriert werden. Bei der Übung werden beide Gehirnhälften aktiviert, das sorgt für Ausgleich und Entspannung.

Während der Zwischenentspannung klopfen Sie bitte mit 2 oder 3 Fingern der anderen Hand ständig den Integrationspunkt auf dem Handrücken zwischen dem kleinen Finger und dem Ringfinger siehe Abb. Seite 39. Bewegen Sie dabei bitte nur die Augen, nicht den Kopf.

- Augen schließen
- Augen öffnen
- Augen nach unten rechts
- Augen nach unten links
- Augen im Uhrzeigersinn
  rechts herum kreisen (360 Grad)
- Augen gegen den Uhrzeigersinn
  links herum kreisen (360 Grad)
- Einen Ton oder eine Melodie summen
- Von 7 rückwärts zählen oder Kopfrechnen
- Einen Ton oder eine Melodie summen

Nun fragen Sie sich bitte, wo inzwischen auf der Skala Ihr Stresslevel liegt. Ist der Wert höher als 3, wiederholen Sie den oben beschriebenen Klopfdurchgang, während Sie an das konkrete Problem/Gefühl denken oder es aussprechen. Liegt der Wert unter 3, gehen Sie unmittelbar zu Schritt 8.

Zwischenentspannung

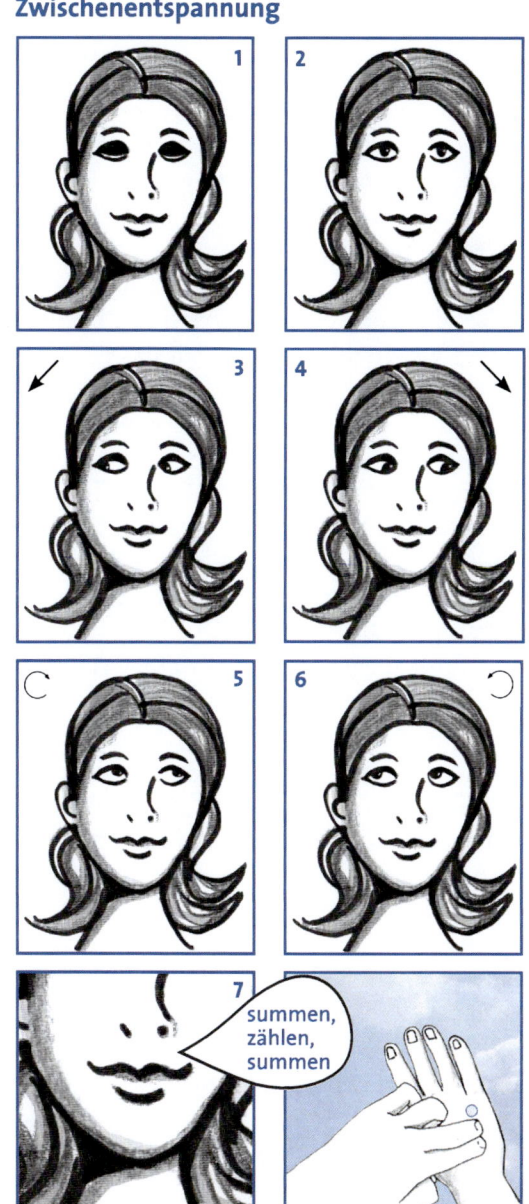

Bitte klopfen Sie während der gesamten Übung den Handrücken-Punkt.

Schritt 7 – Erneutes Klopfen der Akupunkturpunkte

Sie führen das 16-Punkte-Klopfen und die Zwischenentspannung solange abwechselnd durch, bis Ihr Unbehagen oder Stress einen Skalenwert von 3 oder kleiner 3 hat. Dann können Sie diese Sequenz mit einer Abschlussentspannung beenden.

Anmerkung: Sollte Ihr Wert nur langsam sinken, fügen Sie eine Selbstakzeptanzübung ein, bevor Sie einen weiteren Klopfdurchgang beginnen. Den Selbstakzeptanzpunkt kreisend sanft reiben und 2 bis 3-mal laut aussprechen: „Auch wenn ich das Problem noch nicht vollständig gelöst habe, liebe und akzeptiere ich mich so, wie ich bin."

Schritt 8 - Abschlussentspannung

Klopfen Sie wie bei der Zwischenentspannung fortlaufend den Integrationspunkt auf Ihrem Handrücken.
Die Augenbewegungen werden wieder ohne Kopfbewegungen ausgeführt.

- Augen schließen
- Augen öffnen
- Auf den Boden schauen, die Augen 5 Sekunden nach oben bewegen, bis sie zur Decke schauen
- Augenbrauen fixieren und weitere 5-10 Sekunden in dieser Position bleiben
- Augen schließen und tief einatmen
- Genüsslich und geräuschvoll wieder ausatmen

Abschlussübung

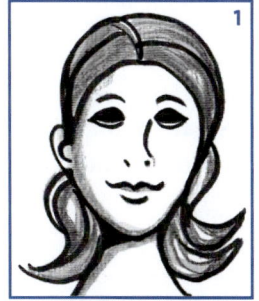
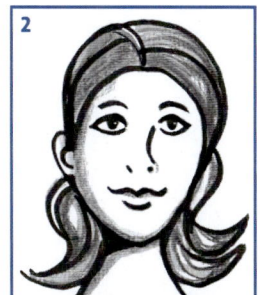
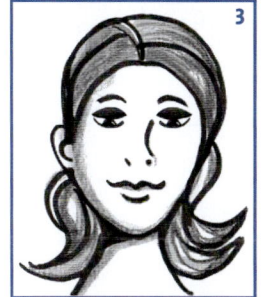
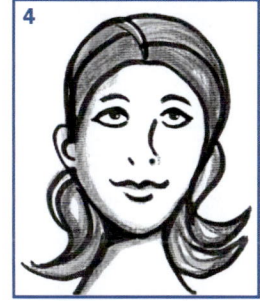
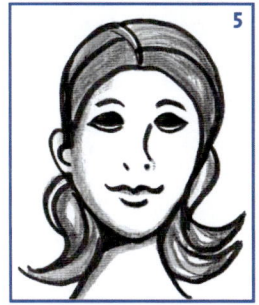
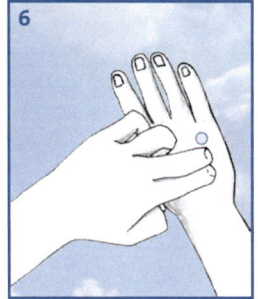

Bitte atmen Sie tief ein und befreiend aus.

Bitte klopfen Sie während der gesamten Übung den Handrücken-Punkt.

Wenn Sie die einzelnen Übungen mit der Zeit verinnerlicht haben, können Sie sie auch getrennt voneinander nutzen. Das Komplettprogramm in der Öffentlichkeit zu machen, könnte doch etwas befremdlich wirken. Mit etwas Routine gelingt es Ihnen später auch, nur noch an die Akupunkturpunkte zu denken oder einzelne (Lieblings-) Punkte zu halten. Den Überkreuzsitz und die Fingerberührübung können Sie bei Bedarf nutzen, denn damit haben Sie die Möglichkeit, Übererregung zu regulieren und besser wieder bei sich zu sein. Zusätzlich tut es der Konzentration gut.

Wahrscheinlich haben Sie erst einmal alles durchgelesen, bevor Sie nun zur Tat schreiten. Damit Sie nicht ständig blättern müssen, finden Sie auf den nächsten beiden Seiten eine Übersicht über die Schritte 1-8.

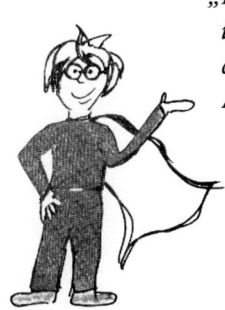

*„Mehr als die Vergangenheit
interessiert mich die Zukunft,
denn in ihr gedenke ich zu leben."*
Albert Einstein

1. Einstimmen auf das Problem

2. Einschätzen der Intensität des Gefühls auf der Stressskala
   0 ├──────────────┤10

3. Balanceübung (Überkreuzsitz- und Fingerberührübung)

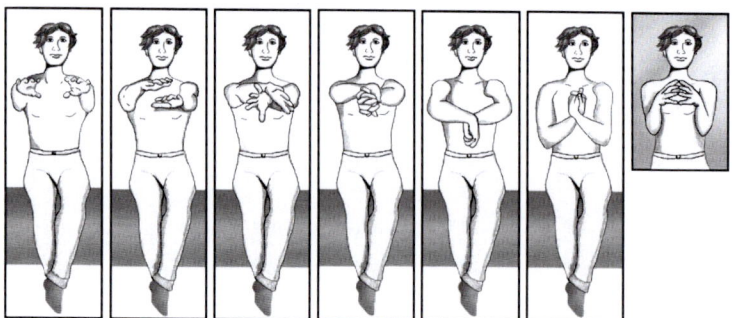

4. Selbstakzeptanzübung
   „Auch wenn ich ...., liebe
   und akzeptiere ich mich so,
   wie ich bin."

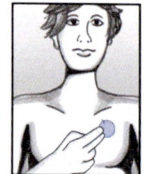

5. Die 16 Akupunkturpunkte klopfen

6. Zwischenentspannung

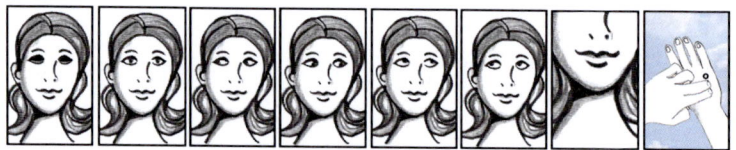

7. Die 16 Akupunkturpunkte klopfen

8. Abschlussentspannung

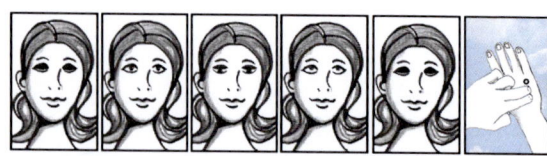

Die 16 Klopfpunkte

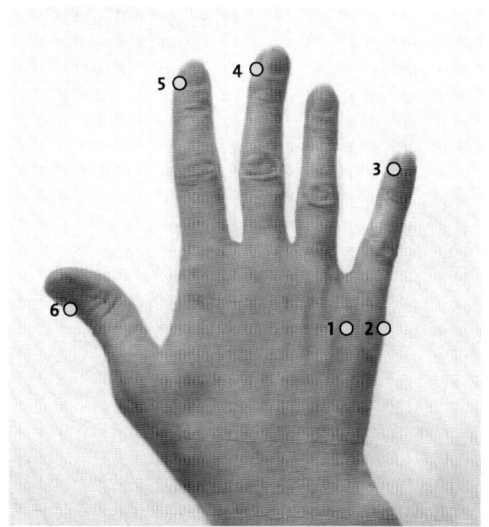

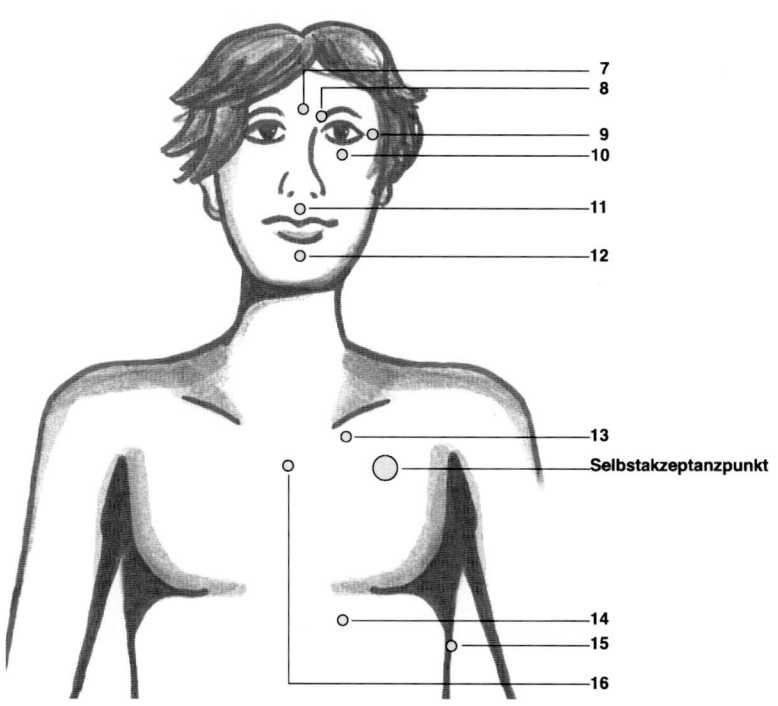

Das Selbstwertgefühl steigern

Die Affirmation – Ein Selbstwert stärkender Slogan

Gestalten Sie sich einen attraktiven Satz, der Sie stärkt und Ihnen richtig Energie gibt. Es geht um eine positive, auf sich selbst bezogene Aussage.

Sie wird in der Ich-Form formuliert, sollte kurz und darf gern bildhaft sein und die Anwesenheit von etwas Gewünschtem beinhalten.

Zusätzlich können Sie noch einen Startschuss wie „Ab jetzt...." hinzufügen oder eine aktive Entscheidung.

Beispiele:

„Ab jetzt werde ich entspannt fliegen."
„Ab jetzt entscheide ich, dass ich..."
„Fliegen heißt für mich frei sein."
„Ich gehe souverän mit der Situation um."
„Ich weiß, wie ich mir helfen kann und werde das auch tun."
„Ich genieße die Reise."
„Ich bin erwachsen und habe viele Ressourcen zur Verfügung,
   um mit neuen Situationen umzugehen."
„Ab jetzt könnt Ihr mich König der Lüfte nennen."
„Ich schaffe das und habe Spaß dabei."
„Ich habe alles, was ich brauche, um entspannt zu fliegen."
„Ich erlaube mir puren Genuss."
„Ich erfülle mir meinen Herzenswunsch".
„Ich bin stolz, weil ich mutig bin."
usw.

Bedeutsam ist, dass es genau der für Sie stimmige Satz ist, und das spüren nur Sie selbst. Wenn in der Aussage zu wenig Energie steckt, dann suchen Sie weiter. Es ist wichtig herauszufinden, was Sie stärkt. Wenn ich mit einem Klienten/einer Klientin einen solchen Selbstwert stärkenden Satz gefunden habe, merke ich das sofort an der Mimik. Man sieht förmlich, wie mit den Worten positive oder beglückende Assoziationen verbunden sind und ein freudiger Aha-Effekt da ist. Wenn man positive Gedanken aktiv in der Wahrnehmung durch Wiederholungen verankert, entwaffnet dies Zweifel und negative Glaubenssätze.

Um diese bejahende, energiegeladene und passende Aussage in Ihre Gehirnstruktur zu integrieren, nutzen Sie nun folgendes **Rezept: Sagen Sie Ihren Satz oder Ihre Sätze 8 Wochen 2-mal täglich. Sprechen Sie sie, wenn es geht, laut aus. Es darf auch öfter sein, hören Sie dabei auf Ihre Bedürfnisse. Dabei klopfen Sie die vier Aktivierungspunkte.**

Aktivierungspunkte

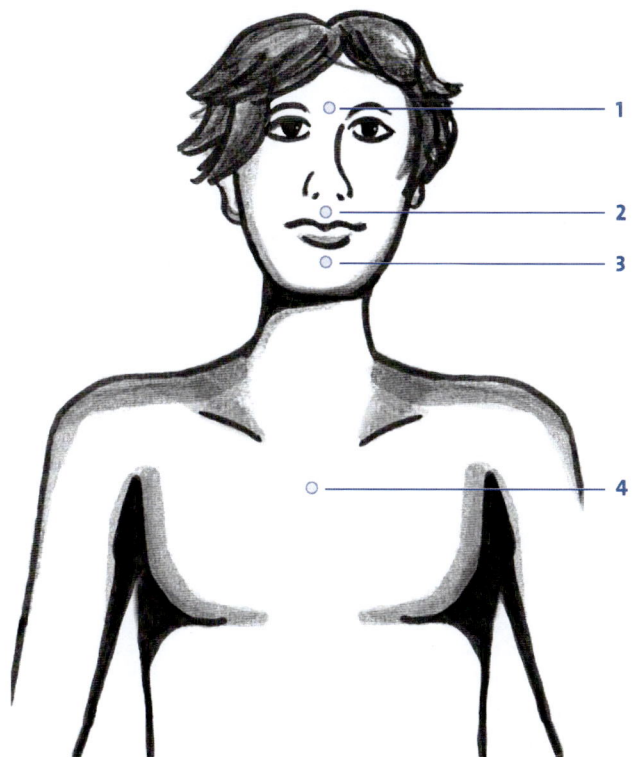

Ihr Zielbild in Aktion

Nachdem Sie nun erfolgreich Ihre Flugangst und die begleitenden Emotionen „beklopft" haben, gibt es sicherlich Bilder in Ihrem Kopf, die Ihren nächsten Flug betreffen. Ihr Gehirn wird umso freudiger Veränderungs- und Lernprozesse annehmen, wenn es die Richtung kennt.

Malen Sie sich in der Fantasie ein Bild Ihres neuen Verhaltens und Erlebens Ihrer nächsten Flugreise aus. Stellen Sie es sich so konkret wie möglich vor, vielleicht sogar mit Ton, Geschmack, Geruch und in Farbe. Ein Bild, das voller Lebendigkeit und Energie ist.

Klopfen Sie den Integrationspunkt auf Ihrem Handrücken und schauen Sie mit den Augen in einem 45-Grad-Winkel nach oben. Dies tun Sie zwischen 30 Sekunden und 2 Minuten lang, während Sie das Zielbild vor Ihrem geistigen Auge sehen. Sollte Ihnen das nicht sofort gelingen, machen Sie am nächsten Tag einen erneuten Versuch.

Zielbildübung

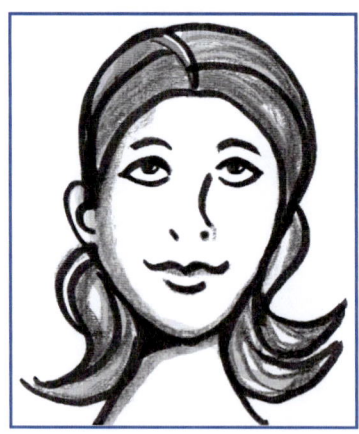 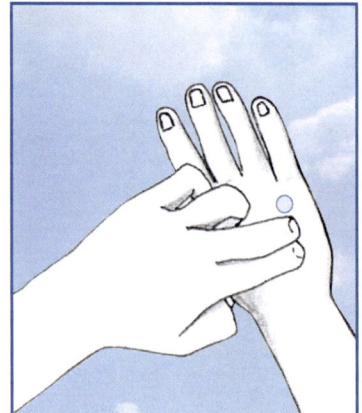

Sind Sie mit dem Ergebnis zufrieden?

Nehmen wir an, es ist Ihnen gelungen, die für Sie bedrohlichen Aspekte des Fliegens und die damit verbundenen Gefühle heraus-zufinden und in den 8 Schritten zu bearbeiten.
Vielleicht hat sich auch eine Reduktion auf der Stressskala von 9 auf 6 ergeben, aber dann geht es nicht weiter? Es fehlt auch der nötige Kick, um sich richtig gut mit dem Thema zu fühlen?

Mit großer Wahrscheinlichkeit sind dann Saboteure in Form von Erfolgs- und Lösungsblockaden am Werk, die wir uns im Folgenden genau anschauen wollen.

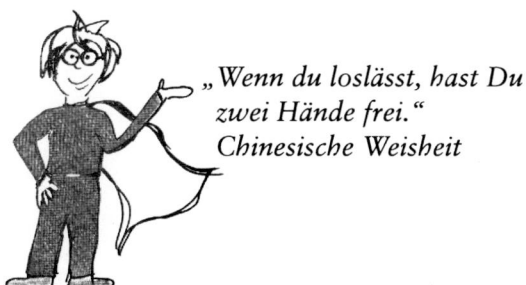

„Wenn du loslässt, hast Du zwei Hände frei."
Chinesische Weisheit

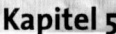

Kapitel 5

Saboteure auf dem Weg zur Angstfreiheit

Wenn Sie eine Möglichkeit suchen, negative Gefühle und psychische Symptome bestmöglich zu konservieren, so sollten Sie sich selbst oder anderen Vorwürfe machen. Auch wenn Sie an einer Erwartungshaltung festhalten, die Sie in der Opferrolle verharren lässt (weil ja der andere aktiv werden soll, damit es Ihnen gut geht), tun Sie eine Menge dafür, dass es Ihnen nicht besser gehen wird.

Wollen Sie das nicht, so schauen Sie sich diese wirksamen Blockaden genauer an. Wenn Sie auf unsere „Simultanbühne" von Seite 19 schauen, finden Sie sie auf der linken Seite. Die Saboteure bearbeiten Sie mit der Selbstakzeptanzübung, denn nur in der akzeptierenden Beziehung zu sich selbst liegt der Schlüssel, sich aus den Abhängigkeiten von Vorwürfen und Erwartungen zu befreien.

Saboteur Nr. 1
Sie machen sich einen Vorwurf.

Beispiele:
„Meinetwegen muss die ganze Familie immer an die
  Ostsee, anstatt einmal nach Mallorca zu fliegen."
„Jetzt verderbe ich meinem Partner den Flug wegen
  meiner Angst."
„Typisch, ich kann mich wieder nicht beherrschen."
„Es ist idiotisch, Angst vor dem Fliegen zu haben!"
„Ich war schon immer ein Angsthase."
„Ich schäme mich, mir ist die Angst peinlich."

Wenn das so ist, erinnern Sie sich an die Selbstakzeptanzübung von Seite 31.
Sie reiben kreisend den Reflexpunkt und sprechen 2 bis 3-mal laut aus: z.B. „Auch wenn ich mir vorwerfe, die Situation nicht unter Kontrolle zu haben, liebe und akzeptiere ich mich so, wie ich bin."

„Auch wenn ich mal wieder die Spaßbremse für meine Familie bin und deren Urlaubswünsche nicht erfüllen kann, liebe und akzeptiere ich mich so, wie ich bin."

„Auch wenn ich denke, dass ich schon immer ein Angsthase war, liebe und akzeptiere ich mich so, wie ich bin." usw.

Sich verzeihen bei Selbstvorwürfen

Wenn Sie nicht anders konnten oder wollten, als sich so zu verhalten oder so zu handeln, können Sie jetzt noch folgenden Satz 3-mal laut aussprechen:

„Und jetzt verzeihe ich mir aus ganzem Herzen, da mir klar wird, dass ich nicht anders konnte."

oder

„Und jetzt verzeihe ich mir aus ganzem Herzen, da mir klar wird, dass ich nicht anders wollte **und dazu stehe ich jetzt.**"

Dabei wird der Nagelfalz des Zeigefingers (Seite egal) fortlaufend geklopft.

Zeigefinger klopfen

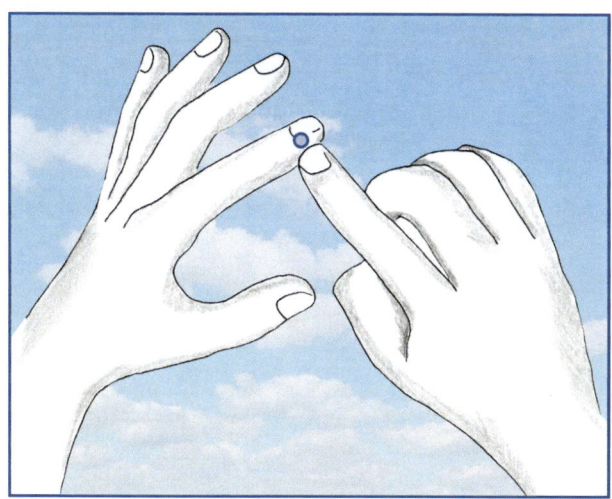

Saboteur Nr. 2
Sie machen anderen Menschen einen Vorwurf.

Beispiele:
„Als Kind hatte ich Angst bei den Turbulenzen.
Aber meine Eltern haben sich darüber lustig gemacht."
„Mein Vater wurde immer wütend, wenn ich Angst
gezeigt habe."
„Hätte (Name) sich damals anders verhalten, dann hätte ich
das Problem jetzt nicht."

Mögliche Selbstakzeptanzsätze (mit Reflexpunkt):

„Auch wenn ich meinen Eltern immer noch vorwerfe, meine
kindliche Angst nicht ernst genommen zu haben, liebe
und akzeptiere ich mich so, wie ich bin."
„Auch wenn ich meinem Partner vorwerfe, dass er nie sieht,
wenn es mir schlecht geht, liebe und akzeptiere ich mich so,
wie ich bin."
„Auch wenn ich (Name) immer noch vorwerfe, dass.......
liebe und akzeptiere ich mich so, wie ich bin."

Sie leiden, wenn Sie anderen Menschen Vorwürfe machen, Sie und
nicht unbedingt die anderen. Deshalb können nur Sie sich selbst
davon lösen. Kein anderer wird dies für Sie tun. Das Loslassen
negativer Emotionen ist einer der Schlüssel zur Gesundheit.

Verzeihübung

Klopfen des Zeigefingers s.o. Der folgende Satz kann dann aus-
gesprochen werden, wenn derjenige, dem Sie noch einen Vorwurf
machen, nicht anders konnte.
„Und jetzt verzeihe ich (Name) aus ganzem Herzen, dass er/sie
mir das angetan hat, weil mir klar wird, dass er/sie nicht anders
konnte."

Alternativ mit Reiben des Selbstakzeptanzpunktes:

„Auch wenn (Name) nicht anders konnte, als mir dies anzutun, liebe und akzeptiere ich mich so, wie ich bin, und lasse die Verantwortung für dieses Verhalten/die Verletzung bei ihm/ihr."

Wenn Sie nicht verzeihen können oder wollen, bietet sich folgender Selbstakzeptanzsatz an (mit Reflexpunkt):

„Auch wenn ich (Name) nicht verzeihen will/kann, dass er/sie mir das angetan hat, liebe und akzeptiere ich mich so, wie ich bin und lasse die Verantwortung für dieses Verhalten ganz bei ihm/ihr."

Wenn Sie darunter leiden, dass Sie sich oder anderen nicht verzeihen können:

„Auch wenn ich lieber weiter leide, anstatt mir zu verzeihen, liebe und akzeptiere ich mich so, wie ich bin."
oder „Auch wenn ich lieber weiter leide, anstatt (Name) zu verzeihen, liebe und akzeptiere ich mich so, wie ich bin."

Bedenken Sie, dass Sie für das „Nicht-verzeihen-Können" oder „Nicht-verzeihen-Wollen" einen hohen Preis zahlen. Man kann niemanden zwingen, einem anderen zu verzeihen, gerade wenn es sich um seelische Verletzungen oder erlittene Ungerechtigkeiten handelt. Das, was geschehen ist, kann von Ihnen trotzdem noch als falsch oder schrecklich empfunden werden. Es geht nicht um Vergessen oder Beschönigen. Es geht darum, dass Sie sich von den damit verbundenen negativen Gefühlen lösen können. Denn wahrscheinlich ist die Person, der Sie nicht vergeben können, schon längst über alle Berge, hat alles vergessen, ein neues Leben begonnen und lebt glücklich und zufrieden. Und trotzdem wird ihm/ihr durch das Nichtvergeben Macht eingeräumt, denn Verzeihen hat immer etwas mit uns selbst zu tun. Für Sie jedoch sollte Ihr Wohlergehen im Mittelpunkt stehen.

Ein Problem oder gar traumatisches Ereignis Ihrer Vergangenheit kann man nicht ungeschehen machen. Die damit verbundenen Gefühle und einschränkenden Blockaden sind jedoch veränderbar, und möglicherweise kann das dazu beitragen, auch aktuelle Probleme zu bewältigen.

Saboteur Nr. 3
Sie können sich nicht von Erwartungen an andere Menschen lösen und halten hartnäckig daran fest.

Beispiele:
„Du kannst mich auch ruhig mal trösten, wenn ich eine
Schwäche habe."
„Ich erwarte von Euch mehr Rücksicht auf meine Angst."
„Erst müssen/sollten die anderen...."
„Ich kann nur..., wenn Du...."
„Wenn Du Dich anders verhalten würdest, dann würde ich
mich auch verändern."

Mögliche Selbstakzeptanzsätze (mit Reflexpunkt)

„Auch wenn ich von meinem Partner erwarte, dass er meine
Angst verringert, liebe und akzeptiere ich mich so, wie ich
bin."
„Auch wenn ich mir ständig Fürsorge von (Name) wünsche,
liebe und akzeptiere ich mich so, wie ich bin."

Nur wer sich frei machen kann von Erwartungen an andere Menschen, von Selbstvorwürfen und Vorwürfen gegenüber anderen, kann Selbstverantwortung und Selbstbestimmung aktiv leben.

Saboteur Nr. 4
Sie schrumpfen innerlich. Sie fühlen sich kleiner, hilfloser, abhängiger, als Sie tatsächlich sind. Dieses Gefühl tritt besonders in kritischen Situationen auf.

Alte Erfahrungen beeinflussen die Bewältigung neuer Situationen. Ihr Gefühlsgedächtnis sucht ständig nach früheren Erlebnissen, um sie mit dem aktuellen Geschehen abzugleichen. Somit kommt es vor, dass Ihr emotionales Gedächtnis negative Erfahrungen aus der Kindheit aktiviert. Das kann z.b. der Fall sein, wenn Sie sich hilflos, schutzlos, ausgeliefert und handlungsunfähig fühlen. Das sind Emotionen, wie sie häufig im Zusammenhang mit Flugangst auftreten. In der aktuellen Situation sind diese Gefühle jedoch unangemessen und einschränkend.

Sowohl die alten Erinnerungen als auch die aktuell belastende Situation werden mit dem Emotionalen Selbstmanagement (Schritte 1-8) bearbeitet. (Siehe Seite 44 – 45)

Wenn das „Schrumpfen" Ihr Thema ist und Sie sich dann in die „akute" Situation der Flugreise begeben, mag Ihnen zusätzlich folgender Gedankengang helfen:
Beispiel: „Ich bin eine erfahrene Frau von 40 Jahren. Als 40-jährige werde ich jetzt durch diese Passkontrolle gehen und mich in den Warteraum setzen. Als 40-jährige werde ich mich jetzt durch diesen Tunnel in das Flugzeug begeben. Als 40-jährige suche ich mir einen für mich guten Platz, schnalle mich an und bleibe in meinem tatsächlichen Alter. Auch den Start werde ich als 40-jährige Frau gut überstehen...." usw.
oder „Ich bin ein gestandener 50-jähriger Mann und verfüge über viele Fähigkeiten. Als 50-jähriger Mann mache ich mich auf den Weg zum Flughafen und werde als 50-jähriger Mann souverän und gelassen meine Dienstreise antreten....." usw.

Es geht darum, die Gedanken darauf zu richten, dass Sie aufgrund des Alters, der Reife und Ihrer Erfahrungen Möglichkeiten haben, auch mit unangenehmen oder neuen Situationen umzugehen. Wenn Sie sich das immer wieder sagen, verringert sich die Gefahr des Schrumpfens in eine „kindliche" Gefühlsempfindung erheblich.

Saboteur Nr. 5
Unbewusste Loyalitäten

Sollten Sie unbewusst die Überzeugung haben, dass es Ihnen nicht besser gehen darf als z.B. Ihnen nahestehenden Personen, so ist ein erfolgreiches „Klopfergebnis" in Frage gestellt. Die wichtigste Verbindung ist die zur Ursprungsfamilie und deren Wertesystem. Dabei ist es nicht von Bedeutung, ob es sich um lebende oder verstorbene Familienmitglieder handelt.

Eine unbewusste Loyalität kann vorliegen, wenn z.B.

- Fliegen der Herzenswunsch eines Elternteils war, dieser sich den Wunsch jedoch nie erfüllen konnte.
- eine nahestehende Person eine Erkrankung hat, die ihr Flugreisen verbietet.
- die Eltern Auslandsurlaube für Geldverschwendung hielten oder es sich nie leisten konnten.
- Ihr Vater immer Pilot werden wollte, jedoch wegen eines körperlichen Mangels einen anderen Beruf wählen musste.
- Ihr Bruder die Rolle des Beschützers verliert, weil Sie Ihre Ängste ablegen.
- usw.

Fragen Sie sich selbst:

„Wem gegenüber verhalte ich mich illoyal, wenn ich ohne Angst fliege?"
oder
„Wem gegenüber bin ich loyal, wenn ich meine Angst behalte?"
oder
„Von welcher Person entferne ich mich am meisten, wenn ich mich beim Fliegen richtig frei, entspannt und wohl fühle?"

Ergeben sich auf oben genannte Fragen für Sie Antworten, dann bearbeiten Sie diese mit der Selbstakzeptanzübung auf Seite 31.

Beispiele:

„Auch wenn meine Eltern es missbilligen, wenn ich weite
Auslandsreisen mache, liebe und akzeptiere ich mich so, wie
ich bin."

„Auch wenn mein Vater seinen Traum nie erfüllen konnte
und mich deshalb an meiner Freude am Fliegen hindert,
liebe und akzeptiere ich mich so, wie ich bin.
(Und dazu stehe ich jetzt!)"

„Auch wenn mein Partner aus gesundheitlichen Gründen
nicht fliegen darf und ich es mir trotzdem gönne, liebe und
akzeptiere ich mich so, wie ich bin."

„Auch wenn ich mir mehr leisten kann, als meine Eltern
es je konnten, liebe und akzeptiere ich mich so, wie ich bin."
usw.

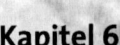

Wenn noch ein unklares Störgefühl da ist

Ob es noch „Reste" gibt, können Sie selbst mit einigen Testsätzen überprüfen. Sie sprechen die vorgeschlagenen Sätze laut aus und spüren dem Gefühl nach, das sie auslösen. Wenn sich der Satz richtig gut anfühlt, sprechen Sie ihn gern auch mehrmals aus. Das kann Ihnen auch Ideen für Ihre Affirmation, Ihren positiven energievollen Satz, geben. Das Wort „entspannt" können Sie gern mit einem für Sie passenderen Adjektiv ersetzen wie glücklich, frei, selbstbewusst, locker, selbstbestimmt, ruhig, unbeschwert, sorglos, gelöst, entlastet, gelassen, unbekümmert, souverän oder lässig.

Sollten ein Zögern oder irgendein Störgefühl auftauchen, arbeiten Sie unmittelbar mit der Selbstakzeptanzübung von Seite 31. Sie reiben sanft den Reflexpunkt und sprechen den Selbstakzeptanzsatz 2 bis 3-mal laut aus.

Sagen Sie einmal laut:
„Ich möchte entspannt fliegen."
Wenn sich das richtig gut anfühlt, gehen Sie zum nächsten Satz. Wenn nicht, s.o.
„Auch wenn ich noch unsicher bin, ob ich wirklich entspannt fliegen möchte, liebe und akzeptiere ich mich so, wie ich bin."

Sagen Sie einmal laut:
„Ich werde entspannt fliegen!"
Wenn sich das richtig gut anfühlt, gehen Sie zum nächsten Satz. Wenn nicht, s.o.
„Auch wenn ich meine Flugangst oder Teile davon behalten sollte, liebe und akzeptiere ich mich so, wie ich bin."

Sagen Sie einmal laut:
„Ich habe es verdient, entspannt zu fliegen."
Wenn sich das richtig gut anfühlt, gehen Sie zum nächsten Satz. Wenn nicht, s.o.
„Auch wenn ich es nicht verdient haben sollte, meine Flugangst

zu überwinden, liebe und akzeptiere ich mich so, wie ich bin."

Sagen Sie einmal laut:
„Es ist sicher für mich (für andere), wenn ich die Flugangst überwinde."
Wenn sich das richtig gut anfühlt, gehen Sie zum nächsten Satz.
Wenn nicht, s.o.
„Auch wenn es für mich (andere) unsicherer werden sollte, wenn ich meine Flugangst überwinde, liebe und akzeptiere ich mich so, wie ich bin."

Sagen Sie einmal laut:
„Ich mute es Euch (den anderen) zu, dass ich meine Flugangst überwinde und entspannt fliege."
Wenn sich das richtig gut anfühlt, gehen Sie zum nächsten Satz.
Wenn nicht, s.o.
„Auch wenn ich glaube, dass ich es den anderen nicht zumuten kann, meine Flugangst zu überwinden und entspannt zu fliegen, liebe und akzeptiere ich mich so, wie ich bin."

Sagen Sie einmal laut:
„Es ist mir erlaubt, entspannt zu fliegen." oder
„Ich erlaube mir, entspannt zu fliegen."
Wenn sich das richtig gut anfühlt, gehen Sie zum nächsten Satz.
Wenn nicht, s.o.
„Auch wenn es mir nicht erlaubt sein sollte, entspannt zu fliegen, liebe und akzeptiere ich mich so, wie ich bin." oder „Auch wenn ich es mir nicht erlaube, entspannt zu fliegen, liebe und akzeptiere ich mich so, wie ich bin."

Sagen Sie einmal laut:
„Es ist für mich von Nutzen, entspannt zu fliegen."
Wenn sich das richtig gut anfühlt, gehen Sie zum nächsten Satz.
Wenn nicht, s.o.
„Auch wenn es nicht gut für mich sein sollte, meine Flugangst zu überwinden, liebe und akzeptiere ich mich so, wie ich bin."

Sagen Sie einmal laut:
„Es ist für mich jetzt an der Zeit, entspannt zu fliegen."
Wenn sich das richtig gut anfühlt, gehen Sie zum nächsten Satz.
Wenn nicht, s.o.
„Auch wenn es noch nicht an der Zeit ist, meine Flugangst zu
überwinden, liebe und akzeptiere ich mich so, wie ich bin."

Sagen Sie einmal laut:
„Ich habe alles was ich brauche, um entspannt zu fliegen."
Wenn sich das richtig gut anfühlt, gehen Sie zum nächsten Satz.
Wenn nicht, s.o.
„Auch wenn ich noch nicht alles haben sollte, um meine Flug-
angst zu überwinden, liebe und akzeptiere ich mich so, wie ich
bin."

Sagen Sie einmal laut:
„Ich werde meine persönliche Identität vollständig behalten,
wenn ich entspannt fliege."
Wenn sich das richtig gut anfühlt, gehen Sie zum nächsten Satz.
Wenn nicht s.o.
„Auch wenn ich Sorge habe, dass ich einen wesentlichen Teil mei-
ner Identität verliere, wenn ich die Flugangst überwinde, liebe
und akzeptiere ich mich so, wie ich bin."

Sagen Sie einmal laut:
„Ich habe meine Flugangst innerhalb kürzester Zeit vollständig überwunden."
Wenn sich das richtig gut anfühlt, beenden Sie die Übung an dieser Stelle. Wenn nicht, s.o.
„Auch wenn ich mir nicht vorstellen kann, das Problem innerhalb kürzester Zeit vollständig überwunden zu haben, liebe und
akzeptiere ich mich so, wie ich bin." oder
„Auch wenn es mir schwerfällt, meine Flugangst innerhalb kürzester Zeit vollständig loszulassen, liebe und akzeptiere ich mich
so, wie ich bin." oder
„Auch wenn ich noch einen Teil meiner Flugangst (vielleicht einen ganz kleinen Teil) behalten möchte/sollte, liebe und akzep-

tiere ich mich so, wie ich bin."

Die Effektivität der Methode lässt sich bei einer Spinnen- oder Fahrstuhlphobie unmittelbar überprüfen. Bei einer Flugangst schließt sich vielleicht in absehbarer Zeit kein Flug an. Um ein Gefühl dafür zu bekommen, dass sich etwas verändert hat, fahren Sie doch einfach einmal zum nächsten Flughafen und schauen Sie sich die startenden und landenden Flugzeuge an. Stellen Sie sich vor, Sie kaufen ein Ticket und besteigen das Flugzeug. Und dann spüren Sie in sich hinein, was sich tut und ob es noch „Reste" zu bearbeiten gibt. Vielleicht erstaunt es Sie aber auch einfach, wie entspannt Sie das alles betrachten können und Sie buchen Ihren nächsten Flug. Oder Sie treten die sowieso schon geplante Reise zwar mit Aufregung, aber ohne Angst an.

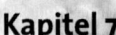

Kapitel 7

Was es noch zu sagen gibt zu guter Letzt

„Es ist nicht genug, zu wissen,
man muss es auch anwenden.
Es ist nicht genug zu wollen,
man muss es auch tun."
Johann Wolfgang von Goethe

In diesem Buch finden Sie den Fokus auf die Flugangst gerichtet. Fast jeder Mensch hat noch einige andere Befindlichkeiten, die er als unangemessen, übertrieben, nicht funktional oder gar überflüssig bezeichnen würde, z.B. Ärger über Menschen oder Vorkommnisse, Ängstlichkeit oder Besorgtheit, die unangemessen zu den tatsächlichen Ereignissen sind, Stressfaktoren und Aufregungen des Berufsalltages. Das sind echte Energiefresser.

Die beschriebene Methode des Klopfens können Sie im Grunde genommen immer dann einsetzen, wenn Sie sich gestresst fühlen oder sie zur Entspannung brauchen. Bei emotionalem Unbehagen durch persönliche Probleme wenden Sie Ihre Aufmerksamkeit den hochkommenden Gefühlen zu und steigen unmittelbar in die Klopfsequenz ein. Damit ist Ihnen ein Instrument zur Regulierung Ihres emotionalen Befindens an die Hand gegeben. Die Gehirnbalance-Übungen sind vielfältig einsetzbar und unterstützen Sie unabhängig von den anderen Sequenzen.
„Vielklopfer" empfinden ein stabileres Energieniveau und mehr Ausgeglichenheit.
Das kann daran liegen, dass dem eigenen Befinden Aufmerksamkeit geschenkt wird und man fürsorglicher mit sich selbst umgeht. Außerdem schaut man genauer hin, ist sich seiner Bedürfnisse bewusst. Es ist sicher nicht immer leicht, sich von „liebgewonnenen" Problemen zu trennen. Sie haben ihre Geschichte und vielleicht sogar ihre Vorteile oder ihren Nutzen. Ob Sie das stört oder behindert und ob Sie etwas dagegen tun möchten, entscheiden letztendlich Sie selbst.

Sollten Ihnen selbstsabotierende Blockaden deutlich werden, können Sie versuchen, diese mit Hilfe der Energetischen Psychologie zu lösen. In hartnäckigen Fällen überlegen Sie bitte, ob Sie sich von professioneller Seite Unterstützung suchen sollten.

„Im Leistungsbereich (Anm. Sport, Kunst, Musik) ist es unprofessionell, wenn man seine leistungsmindernden Blockaden ignoriert und nichts gegen sie unternimmt. Außerhalb eines Leistungsbereiches ist es natürlich völlig o.k., seine Probleme und Blockaden einfach zu behalten. Oft sind sie ja auch der bestmögliche Kompromiss, den sich das eigene Unbewusste gesucht hat."

(Vgl. M. Bohne „Klopfen gegen Lampenfieber")

Damit wünsche ich Ihnen gutes Gelingen, zufriedenstellende Ergebnisse mit dieser Methode und einen genussvollen und entspannten Flug.

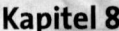

Kapitel 8

Lesestoff für Neugierige und Interessierte

„Du kannst kein Buch öffnen,
ohne etwas daraus zu lernen. "
Chinesische Weisheit

Auf den nächsten Seiten finden Sie interessante Beiträge meiner Gastautoren und -autorinnen, deren Kompetenz und Erfahrung ich Ihnen nicht vorenthalten möchte.

„Vertrauenssache"

Erläuterungen eines Flugkapitäns
von Michael Beretz

Bei meiner Zeitungslektüre fiel mir der Begriff „Flugangst" in einer Anzeige von Frau Wilhelm ins Auge und erregte meine neugierige Aufmerksamkeit. Dies nicht etwa, weil ich selbst unter diesen Ängsten leide, sondern weil dieses Wort spontan in mir Erinnerungen und Emotionen an die Fliegerei wachrief, die bis vor eineinhalb Jahren mein beruflicher Alltag war.
In den Jahren von 1975 bis 2007 habe ich zunächst als Copilot und später als Flugkapitän in den Flugzeugen der Deutschen Lufthansa insgesamt mehr als 17.000 Flugstunden auf Kurz-, Mittel- und Langstrecken absolviert und fast 8.000 Starts und Landungen durchgeführt.

„Flugangst ist weit verbreitet"

Flugangst ist ein Phänomen, mit dem ich während dieser Zeit zwar in Kontakt kam, mit dem ich aber in meiner Position als Flugzeugführer nicht wirklich direkt konfrontiert wurde. Häufig berichteten meine Flugbegleiter vor oder während unserer Flüge von Fluggästen, die sich ihnen mit diesen Ängsten offenbart hatten. Auch in meinem persönlichen Umfeld denke ich an Menschen, die lange an Flugängsten gelitten haben, dazu gehörte auch meine mittlerweile 18-jährige Tochter.

Wenn ich unterstellen darf, dass Ihnen als Leser dieses Buches diese Problematik nicht fremd ist, dann möchte ich Ihnen als erstes sagen, dass Sie damit bei weitem nicht allein stehen. Neben meinen Familienangehörigen und vielen meiner Passagiere haben statistisch mehr als ein Drittel aller Fluggäste, vom Kind bis zum betagten 80-jährigen, vom Ferienreisenden bis zum dynamisch erfolgreichen Yuppie in Nadelstreifen auf Geschäftsreise, unter diesen Einflüssen zu leiden. Der eine verzichtet wegen seiner Ängste lebenslänglich darauf, interessante Teile der Welt zu bereisen, andere lassen sich sogar lukrative Geschäfte entgehen, weil sie sich nicht zu einer Flugreise überwinden können, und wiederum andere durchleben Martyrien, wenn sie sich doch zu einem Mitflug zwingen.

Ich kann naturgemäß als Berufsflieger diese Empfindungen nicht wirklich nachvollziehen, habe aber großen Respekt vor Leuten, die unter Flugangst leiden und offen darüber sprechen können. Und niemals würde ich diese Gefühle oder Ängste verharmlosen oder verniedlichen wollen.

Während meiner Ausbildung und in den darauf folgenden 32 Jahren meiner beruflichen Fliegerei hatte ich es naturgemäß hauptsächlich mit Maschinen, technischen Systemen und den (manchmal sehr beeindruckenden) Kräften der Natur zu tun. Die Akteure im Cockpit von Verkehrsflugzeugen funktionieren in aller Regel hervorragend in einer perfekten Teamarbeit in sehr sachlicher Arbeitsatmosphäre, dabei spielen zwischenmenschliche Kontakte und das Erleben von Emotionen nur eine sehr untergeordnete Rolle. Jetzt, rückblickend und mittlerweile aus einer ganz anderen Position heraus, habe ich versucht, mich in die Lage des Fluggastes zu versetzen und das Phänomen Flugangst genauer zu betrachten und zu analysieren.

„Mein Anliegen"

Ich möchte von Flugangst Betroffene unterstützen und ihnen helfen, in diesem Bereich ihre Lebensqualität zu verbessern. Nachfolgend möchte ich einige Hintergründe der Fliegerei aufhellen, die für Passagiere in der Regel im Verborgenen bleiben.

„Flugunspezifische und flugspezifische Auslöser"

Ein wichtiger Faktor bei der Entstehung von Flugangst – und das wurde mir immer wieder berichtet – scheint mir die Tatsache zu sein, dass Passagiere während des Fluges Passivität erwartet, sie keinen Einfluss haben auf das Geschehen und die Dinge nehmen müssen, wie sie kommen – egal wie sie ablaufen. Anhalten und aussteigen, wie in allen anderen Verkehrsmitteln möglich, oder wenigstens ein „Päuschen", ist nicht drin.

Fluggäste sitzen auf engem Raum oft viele Stunden ohne große Bewegungsfreiheit auf ihren Plätzen. Neben ihnen meistens völlig fremde Menschen, zu denen sie normalerweise eine körperliche Mindestdistanz halten würden. Durch eine rundherum dichte Röhre abgeschirmt ist die Sicht nach außen und damit der räumliche Bezug auf den meisten Plätzen nicht gegeben. Die Temperaturen in Verkehrsflugzeugen lassen sich mittlerweile erträglich regeln (dem einen ist es zu kalt, dem anderen...Sie kennen das), aber die Luftfeuchtigkeit an Bord ist nach kurzer Flugzeit sehr niedrig. Sie liegt bei nahe 2 % - weitaus trockener als in der Wüste Gobi! Wollte man dies ändern, müsste ein Flugzeug mehr Wasser an Bord transportieren als Kerosin – deshalb müssen Fluggäste dies tapfer hinnehmen. Und dann ist man eventuell umgeben von anderen Leidensgenossen, denen man mehr oder weniger die gleichen Probleme anmerkt!

Die beschriebene Situation entspricht nicht dem, wofür die menschliche Physis und Psyche von der Evolution her geschaffen sind. Jeder Passagier ist unter diesen Umständen berechtigt, sich unwohl oder auch ängstlich zu fühlen, denn wir Menschen haben immerhin zigtausende von Jahren auf der Erde verbracht, ohne uns in die Lüfte zu erheben. Die mit einer Flugangst auftretenden körperlichen und psychischen Symptome sind also normale und menschliche Reaktionen auf die besonderen Verhältnisse der Situation. Je mehr man deshalb darüber weiß, desto eher kann man die eigenen Reaktionen verstehen und einordnen.

Die eingangs beschriebenen Beeinträchtigungen können in ähnlicher Form und Intensität auch im normalen und gewohnten Alltagsleben auftreten. Ich nenne sie deshalb „flugunspezifische Auslöser". Egal wo sie erlebt werden, sind sie unangenehm und lästig, aber eigentlich nicht bedrohlich, da von ihnen weder subjektiv noch objektiv Gefahren ausgehen. Normalerweise würden sie deshalb keine Ängste auslösen. Anders eben an Bord von Flugzeugen, wo sie in ungewohnter Umgebung mit zusätzlichen Belastungen einhergehend sicherlich dazu beitragen.

Diese zusätzlichen Belastungen nenne ich „flugspezifische Auslöser", und diese haben einen weitaus höheren Anteil an den angstauslösenden Faktoren.

„Was Sie wahrnehmen und was sich dahinter verbirgt"

Allein das Bewusstsein, sich während eines Fluges in einer Höhe von meist über 10.000 Metern aufzuhalten, getragen nur von „Tragflächen" auf Luftteilchen, denen man aus der allgemeinen Lebenserfahrung und Einschätzung heraus so etwas nie zutrauen würde, löst eine Diskrepanz aus zwischen der erlebten Realität (…die Luft trägt tatsächlich!) und der eigenen subjektiven Einschätzung und damit dem Vertrauen auf diese Leistung. Wenn sich Flugreisende dann selbst noch eindrucksvoll vor Augen führen, dass sie mit fast 1.000 Kilometern in der Stunde durch die Lüfte fliegen, kann diese Vorstellung durchaus nachvollziehbar zu Ängsten führen.

Während eines Fluges ist vieles anders und dem normalen Empfinden widersprechend:
- Fluggäste sind Bewegungen und Beschleunigungen ausgesetzt, die zum Teil erwartet werden, wie bei Start und Landung, oftmals aber auch unerwartet und auf unangenehme Weise auftreten, wie

beim Durchfliegen von Zonen unruhiger Luftbewegungen („Turbulenzen"). Die immer wieder zitierten und geheimnisvollen „Luftlöcher" gibt es nicht!

- Fluggäste vernehmen deutlich ungewohnte Geräusche, die bei der Bedienung und dem Betrieb eines Flugzeuges naturgemäß entstehen, wie z.b. das Ein- und Ausfahren von Landeklappen, Luftbremsen oder Fahrwerken oder auch die Erhöhung oder Reduzierung des Triebwerkschubs. Diese Geräusche können von einem Laien nicht immer richtig eingeordnet werden und werden daher als bedrohlich empfunden, insbesondere dann, wenn sie mit einer plötzlich eintretenden Beschleunigung einhergehen (Luftbremsen, Fahrwerke). Dabei ist das Entstehen dieser Geräusche in den allermeisten Fällen ein Indiz für den ordnungsgemäßen Betrieb des Flugzeuges.

- Fluggäste werden durch die Bedienung der Steuerorgane eines Flugzeuges in ungewohnter Weise gleich in drei Dimensionen bewegt. Die Steuerung um die Querachse („hoch und runter") ist dabei eine gänzlich ungewohnte Bewegung und wird häufig als unangenehm empfunden.

- Das Gleichgewichtsorgan im Innenohr sorgt normalerweise für eine sichere Balance. Es gibt dem Gehirn durch Auswertung der gemessenen Erdanziehungskraft zuverlässig an, wo „unten" ist, deshalb können wir uns aufrecht halten. Nicht so an Bord: Während eines Fluges kann dieses Organ getäuscht werden und einen sogenannten „Vertigo" (Schwindel) auslösen: Dadurch, dass sich ein Flugzeug beim Kurvenflug jeweils nach außen gegen die Luft „abstützt", damit es eben eine Kurve fliegt und nicht aus der Kurve herausgetragen wird, addiert sich - ähnlich wie bei einem Kettenkarussell - zu der Erdanziehungskraft die Zentrifugalkraft (Fliehkraft). Beide zusammen bewirken, dass z.B. ein Lot, das man von seinem Flugzeugsitz aus hängen ließe, genau nach unten, senkrecht zum Flugzeugboden zeigen würde und eben nicht mehr senkrecht zur Erdoberfläche. Entsprechend empfängt das Gehirn vom Gleichgewichtsorgan ein „Aufrecht", obwohl sich das ganze Flugzeug schräg in einer Kurvenlage befindet. Umgekehrt kann sich ein Fluggast durch dieses getäuschte Empfinden in einer engen sehr steilen Kurve und damit in einem vermeintlich unstabilen Flugzustand wähnen, obwohl man sich im sicheren horizontalen Geradeausflug befindet. Dies kann zu einem unsicheren Gefühl führen.

- Für unerfahrene oder ängstliche Passagiere kann es beunruhigend wirken, wenn es während des Fluges zu Abweichungen vom normalen Flugverlauf kommt. Dies könnten z.b. eine als besonders hart empfundene Landung sein oder ein vergleichsweise sehr starkes Abbremsen nach einer Landung, eine ungewohnt starke Beschleunigung auf der Startbahn vor dem Abheben oder vielleicht auch eine ungewöhnlich lang andauernde Beschleunigungsphase beim Start, bis das Flugzeug schließlich abhebt.

Wenn es zu einer Unterbrechung des Startvorgangs kommen sollte oder möglicherweise zu einem Abbruch des Landeanflugs mit einem Durchstartmanöver, könnte dies trotz einer anschließenden erklärenden und „beruhigenden" Ansage des Flugkapitäns bei Fluggästen Gefühle der Unsicherheit auslösen.
Jede einzelne der hier kurz erwähnten Situationen entspricht **absoluter fliegerischer Routine** und ist genauso sicher wie jede andere von Fluggästen als normal empfundene Flugphase.

„Sicher starten und landen"

Wer von Ihnen als Passagier hätte beispielsweise gewusst, dass eine als hart empfundene Landung tendenziell eine sicherere Landung ist als eine extrem weiche Landung? Der Grund: Bei einer weichen Landung wird das „weiche" Aufsetzen oft erkauft mit einer sehr langsamen vertikalen Annäherung des Flugzeuges an die Landebahn. Dabei wird bei einer hohen Landegeschwindigkeit von ca. 220 bis zu 280 km/h in geringster Flughöhe von wenigen Zentimetern oder Dezimetern eine lange wertvolle Distanz der Landebahn überflogen, die im Zweifelsfalle zum Abbremsen des Flugzeuges vor dem Ende der Bahn fehlen könnte. Ein sehr starkes Abbremsen nach einer Landung ist heutzutage extrem selten, weil es in Europa mittlerweile fast ausschließlich großzügig lang bemessene Landebahnen gibt. Wer allerdings z.B. den Flughafen von Bremen noch nicht kennt und hier das erste Mal landet – womöglich bei nasser Landebahn – wird erfahren, wie wirkungsvoll Flugzeugbremsen sein können und wie effizient diese Bremsen einen Flieger von ca. 60 Tonnen Landegewicht auf einer Distanz von weniger als 1.000 Metern zum Stehen bringen können.

Eine kurze Startbahn erfordert beim Start eine besondere Maßnahme: 70 Tonnen müssen über eine kurze Distanz in die Luft gebracht werden, und dies erfordert dann die maximale Schubkraft der Triebwerke. Dies kann für Fluggäste ungewohnt und ggf. recht beunruhigend wirken. Der umgekehrte Fall, dass einem leichten Kurz- oder Mittelstreckenflugzeug eine 4.000 Meter lange Startbahn zur Verfügung steht, ist eher eine Ausnahme. Während eines solchen Starts laufen die Triebwerke nur im Teillastbereich, einerseits, um unnötigen Lärm zu vermeiden, andererseits, um die Triebwerke zu schonen, weil deren Betrieb bei vollem Schub höheren Verschleiß bedeutet und damit unwirtschaftlich ist. Ein solcher Start mit sehr geringer Beschleunigung, dauert dann aus Sicht des Fluggastes eine „halbe Ewigkeit" bis zum Abheben.

„Durchstartmanöver – absolute Routinesache"

Ein Durchstartmanöver, also der Abbruch eines Anfluges, wirkt recht spektakulär, weil kurz vor der Landung die Triebwerke „aufheulen" und – anstatt zu landen – das Flugzeug wieder steil nach oben gezogen wird. Der Fluggast wird kurz vor dem erwarteten Ende des Fluges kräftig in seinen Sitz gedrückt und befindet sich plötzlich und unerwartet in einer völlig neuen und unüberschaubaren Situation mit aus seiner Sicht ungewissem Ausgang. Er kennt ja in diesem Moment nicht den Grund für ein solches Manöver, deshalb wird ihn auch diese Situation möglicherweise beunruhigen. Rein fliegerisch ist ein Durchstartmanöver eine absolute Routinesache und gut mit einem normalen Start zu vergleichen. Es hat sogar die zusätzlichen Vorteile, dass das Flugzeug erst gar keinen Kontakt mit der Startbahn bekommt und zu Beginn des Manövers bereits über eine sichere Höhe verfügt.

„Turbulenzen – dank Anschnallgurt und Wetterradar gut im Griff"

Sehr beeindruckend und offensichtlich beunruhigend für Passagiere sind in besonderem Maße auch Turbulenzen. Diese manchmal tatsächlich extremen Flugzeugbewegungen treten beim Durchfliegen von Zonen unruhiger („turbulenter") Luftschichten oder durch auf- oder absteigende Luftmassen auf, dies besonders in und in der Nähe von Gewitterwolken. Turbulenzen gefährden nur in ganz besonderen Ausnahmefällen Verkehrsflugzeuge, nämlich dann, wenn sie in wirklich schwere, tropische Gewitter hineingeflogen werden. Dies ist heutzutage aber eigentlich ausgeschlossen, weil entsprechende Wetterradargeräte an Bord die Flugzeugführer zuverlässig vor solchen Gefahren warnen. Das oft von Fluggästen beobachtete Schwingen, Verwinden und „Verbiegen" der Tragflächen bei Turbulenzen ist völlig harmlos, wenn man bedenkt, dass selbst bei mittelgroßen Verkehrsflugzeugen die Tragflächenaußenkanten bis zu sechs Meter nach oben oder unten gebogen werden können, bevor die Bruchgrenze erreicht ist.

Ein weiteres Thema bei Turbulenzen ist die Gefährdung von Passagieren. Jeder Gegenstand an Bord, der nicht fixiert und gesichert ist, kann selbst bei geringen Turbulenzen unkontrolliert durch die Flugzeugkabine fliegen und entsprechende Schäden anrichten. Für die menschliche Sicherheit in solchen Situationen gibt es eine ebenso sichere wie einfache Vorkehrung, die eventuelle Unfälle zuverlässig verhindert: „Bordgepäck sichern und ANSCHNALLEN!" Ich möchte dringend allen Fluggästen raten, während des gesamten Fluges die Gurte anzulegen, da es in jeder Flugphase zu Turbulenzen kommen kann, die in Ausnahmefällen auch von sehr erfahrenen Piloten nicht vorhersagbar sind. Selbst schwere Turbulenzen können den **angeschnallten** Fluggast nicht gefährden!

„Die Situation verliert ihren Schrecken"

Alle aufgezählten Beispiele von Situationen, die für ängstliche und unerfahrene Fluggäste nachvollziehbar bedrohlich wirken können, sollten objektiv ihren Schrecken verlieren, wenn die Hintergründe für sie klarer werden.

Jedes Mal, wenn im Freundes- oder Bekanntenkreis das Thema Fliegerei angesprochen wird, gibt es die eine oder andere Schilderung besonderer Flugerlebnisse. Häufig hatte demnach der Pilot „die Maschine unprofessionell auf die Bahn geknallt" oder man war in „Luftlöcher" geraten. Oft waren es noch dramatischere Geschehnisse, die man gerade noch durch eine „glückliche Fügung" heil überstanden hatte. Nach Hinterfragen und genauerer Analyse handelt es sich bei diesen Schilderungen in den allermeisten Fällen um eine der absolut harmlosen Situationen, wie ich sie oben beschrieben habe.

Im Gegensatz zu diesen zahlreichen „Beinahe-Katastrophenberichten" habe ich mich in 32 Jahren fast täglicher beruflicher Fliegerei auf Ehre und Gewissen nicht ein einziges Mal in einer Situation befunden, die nicht sicher beherrschbar war.

„17.000 Flugstunden ohne besondere Vorfälle"

Ausschlaggebend dafür waren professionelles Bedienen der in meinem Fliegerleben immer zuverlässig erlebten Technik und ein konsequentes Anwenden von bewährten fliegerischen Verfahren, die immer wieder geübt und trainiert wurden. Jeder Verkehrspilot muss während seiner kompletten Karriere alle drei Monate in vierstündigen Simulatorflügen immer wieder sein Können und Wissen unter Beweis stellen – Prüfung lebenslänglich.
Natürlich gab es auch für mich hier und da Überraschungen. Aber wegen der Mehrfachauslegung der wichtigen Systeme an Bord einerseits sowie meiner hervorragenden, gründlichen Ausbildung und einer konsequenten, regelmäßigen Weiterbildung andererseits konnten alle auftretenden kleineren Probleme mit

der vorgesehenen Routine abgearbeitet und gelöst werden. Ich denke, es ist schon bemerkenswert, dass ich während meiner hohen Anzahl von Flugstunden nicht einen einzigen Triebwerksausfall zu verzeichnen hatte, und dies vor dem Hintergrund, dass die Triebwerke die sensibelsten Systeme an Bord von Verkehrsflugzeugen darstellen.

„Mit Hintergrundwissen Vertrauen aufbauen"

Ich möchte mich bei der Auseinandersetzung mit dem Thema „Flugangst" in diesem Buch ausdrücklich auf das Beleuchten dieser „Hintergründe" beschränken. Mir ist klar, dass allein das Zitieren von Sicherheitsstatistiken und die Vergleiche mit Risiken, die anderen Verkehrsmitteln anhaften, nicht wirklich nachhaltig geeignet sind, Flugangst zu vertreiben. Mein Wunsch ist es, dass es Ihnen jetzt zumindest gedanklich und rational gelingt, ein Stück **Vertrauen** in die Zuverlässigkeit und die Sicherheit der heutigen Verkehrsfliegerei zu gewinnen. Machen Sie sich bitte klar, dass dieses **Vertrauen** berechtigt und angebracht ist. Aus meiner Sicht kann es für manchen durchaus hilfreich sein, wenn er seine Situation an Bord eines Verkehrsflugzeuges vergleicht, beispielsweise mit einer Fahrt in einem Auto oder in einem Reisebus. Hier werden Risiken und Gefahren in aller Regel von den meisten Menschen nicht mit Angst begleitet, da die Situation alltäglich, gewohnt und vertraut ist und die persönliche jahrelange, meist tägliche unfallfreie Erfahrung in solchen Kraftfahrzeugen eine relative Sicherheit verspricht, die objektiv und statistisch gesehen weitaus geringer ist als in der Verkehrsfliegerei.

Eine Fahrt in einem vollen Reisebus über eine Hochgebirgsstraße in den Alpen wird nicht als bedrohlich oder beängstigend erlebt, obwohl seitlich dicht an Abgründen entlang gefahren wird. Gesteuert wird der Bus von nur einem Fahrer, der womöglich gerade übermüdet ist. Auch Risiko und Gefahren bei einer Fahrt auf einer Landstraße werden subjektiv als relativ gering eingeschätzt, obwohl hier zwei Wagen im Abstand von nur 2-3 Metern mit hoher Geschwindigkeit aneinander vorbeirasen.

Jedes Verkehrsflugzeug wird von mindestens zwei Flugzeugführern überwacht, wobei sich jeder einzelne jederzeit nach Bedarf kurze regenerierende Pausen gönnen kann und muss!

„Sicherheit ist kalkulierbar"

Natürlich gibt es auch in der Verkehrsfliegerei keine absolute Sicherheit. Wie fast überall, sind auch hier unterschiedliche Qualitätsstandards zu erwarten. Ohne jetzt im Einzelnen darauf eingehen zu wollen, kann man ganz allgemein sagen, dass die zu erwartende Sicherheit im Luftverkehr z.B. davon abhängt, in welchen Regionen der Welt man unterwegs ist und ob man sich einer eher zweifelhaften Airline anvertraut oder einer seriösen Fluglinie, die nicht nur wenigstens die gesetzlich geforderten Sicherheitsstandards einhält, sondern darüber hinaus z.B. im Bereich der technischen Wartung, des Lebensalters ihrer Flugzeuge, der Aus- und Weiterbildung des fliegenden Personals und dem Sicherheitsniveau der praktizierten flugbetrieblichen Verfahren eigene, weitaus höhere Sicherheitsstandards setzt und überwacht. Prinzipiell ist es ähnlich wie überall: Man bekommt, was man bezahlt. Ich habe als Titel meines Beitrags den Begriff „**Vertrauenssache**" gewählt. Aus meiner Sicht haben ängstliche Fluggäste eine gute Chance, dieser „irrationalen" Angst zu begegnen, indem sie sich intensiv mit den hier angesprochenen Themen beschäftigen. Es ist für sie notwendig zu erkennen, dass der Aufenthalt an Bord eines Flugzeuges eine völlig andere Situation darstellt als ihr alltäglich vertrautes Leben „mit festem Boden unter den Füßen". Eine Auseinandersetzung mit den Eigenarten der ganz anderen Welt „über den Wolken" macht es dann möglich, beim Besteigen eines Flugzeuges die eigenen Erwartungen an diese Welt anzupassen, ihre Andersartigkeit mit der Summe der in meinem Aufsatz formulierten ungewohnten Bedingungen zu akzeptieren, zu verinnerlichen und sich ganz bewusst auf sie einzulassen. Wenn auf diese Weise mit großer Berechtigung das eigene Vertrauen in die Fliegerei gestärkt wurde, dann gelingt es bald sicher auch, die ganz besonderen, einzigartig schönen Seiten dieser Art des Reisens, das Erlebnis „Fliegen" zu genießen.

Traumberuf
Interview mit der Flugbegleiterin Michaela L.

Frage: „War der Beruf der Flugbegleiterin ein Traumberuf von Ihnen?"

M.L.: „Ich kann nicht sagen, dass der Beruf der Flugbegleiterin jemals ein Kindheitstraum von mir gewesen ist. Dennoch kann ich mir nichts anderes vorstellen, denn dieser Beruf ist so abwechslungsreich und allein durch die vielen unterschiedlichen Menschen sehr interessant. Mittlerweile bin ich schon seit über 17 Jahren Flugbegleiterin. Glücklicherweise kenne ich persönlich keine Flugangst, kann mir aber durchaus vorstellen, wie es Passagieren mit solchen Ängsten gehen muss."

Frage: „Wie umfangreich sind Sie ausgebildet für den Umgang mit Passagieren?"

M.L.: „Ich fühle mich bei meiner Fluggesellschaft in sehr guten Händen, kann aber behaupten, dass ich nicht bei jeder Airline einsteigen würde. Wir haben eine sehr gute Ausbildung bekommen in Bezug auf Sicherheit und Kommunikation. So müssen wir jedes Jahr einen zweitägigen Auffrischungskurs absolvieren mit schriftlicher und praktischer Prüfung. Es geht um die Themen Flugsicherheit, Check vor dem Flug (Sauerstoffflaschen, Feuerlöscher etc.), Erste Hilfe und Kommunikation zwischen der Kabine und dem Cockpit. Es gibt simulierte Situationen in Flugzeugattrappen mit Übungen zu einer Notwasserung, einer Evakuierung und für den Brandfall. Diese Schulungen sind gesetzlich auch vorgeschrieben und ich finde sie sehr interessant gestaltet und sinnvoll. Die gesammelte Berufserfahrung trägt natürlich auch viel dazu bei."

Frage:„Können während einer Flugreise Situationen auftreten, die auch für Sie unangenehm sind?"

M.L.: „Auch wenn ich persönlich keine Flugangst kenne, so kann ich nur sagen, dass ich mich während der Servicetätigkeit bei Turbulenzen nicht besonders wohl fühle. Das begründet sich eher in der Sorge zu stürzen und mich zu verletzen, während ich im Mittelgang unterwegs oder mit dem Service beschäftigt bin. Technisch sind Turbulenzen in unseren Breitengraden ja kein Problem für das Flugzeug, und diesbezüglich bin ich aus Erfahrung sehr vertrauensvoll. Während der Turbulenzen gibt es also eher Probleme mit der Standfestigkeit. Dieses Gefühl ist aber nie gepaart mit der Angst, dass wir abstürzen könnten. Die Turbulenzen sind im hinteren Teil übrigens heftiger als im vorderen Teil des Flugzeuges.“

Frage: „Woran erkennen Sie, dass ein Fluggast Angst hat und wie gehen Sie damit um?“

M.L.: „In Bezug auf die Flugangst habe ich schon einige Erfahrung gesammelt. Einigen Gästen sieht man die Angst schon beim Einsteigen an. Sie schauen entweder verängstigt, beunruhigt oder teilweise stehen ihnen auch die Tränen in den Augen. Dann hat man natürlich die Möglichkeit, sie darauf anzusprechen und später kann man ihnen eventuell etwas gegen die Angst anbieten. Oft helfen auch beruhigende Worte und Erklärungen, z.B. warum es jetzt so turbulent ist, sehr gut. Leider gibt sich nicht jeder Passagier so zu erkennen, da es den Gästen auch oft peinlich ist.“

Frage: „Können Sie Beispiele nennen?“

M.L.: „Auf einem Flug von Deutschland auf die Kanaren saß in der 1. Reihe ein Ehepaar. Die Dame litt schon seit langem an Flugangst und mir kam es so vor, dass sie nur flog, weil sie ihrem Mann damit einen Gefallen tun wollte. Sie hatte schon diverse Medikamente auf den vergangenen Flügen ausprobiert, wie sie sagte, unter anderem auch Valium. Ich hatte an diesem Tag meine Rescue Tropfen (Notfalltropfen aus Bachblüten) dabei, die absolut pflanzlich sind. Ich bot ihr diese an und sie nahm sie dankend an. Während des 4,5-stündigen Fluges war sie entspannt und ruhig. Sie und ihr Mann waren ganz begeistert und fragten mich kurz vor der Landung, was das für ein Medikament gewesen sei. Der nächste Flug sollte nach Australien gehen. Auch bei einer meiner besten Freundinnen haben die Tropfen sehr gut gewirkt. Es gibt aber auch Menschen, die nicht darauf ansprechen. Es macht zumindest für den von Flugangst Betroffenen Sinn, sich im Vorfeld nach Methoden der Stressreduktion umzusehen und eine individuelle Lösung für den Umgang mit der Flugangst zu finden.

Bei einem meiner nächsten Flüge hatte ich ein unbegleitetes Kind dabei. Das sind Kinder im Alter von 5 bis 12 Jahren. Sie reisen allein, werden aber von einer Begleitperson an Bord gebracht und am Zielflughafen auch wieder abgeholt. Die Kleine saß nun auf ihrem Sitz und weinte. Auf Nachfrage meiner Kollegin stellte sich heraus, dass sie Angst hatte. Glücklicherweise war neben ihr ein Platz frei und somit setzte sich meine Kollegin daneben und konnte sie im Gespräch beruhigen.

Auch gab es vor Kurzem eine Dame, die in ihrer Flugangst sehr hysterisch reagierte. Da ihr Ehemann genervt davon war, kam sie ständig zu mir nach vorn, fasste meinen Arm und schilderte mir ihre Katastrophenfantasien. Sie war sehr aufgelöst. Ich behielt sie bei mir, tat meine Arbeit und redete währenddessen ruhig mit ihr. Sagte ihr, dass auch ich und die Crew nach Hause kommen wollen, weil unsere Kinder und Partner warten sowie unter anderem auch, dass wir viel Erfahrung haben usw. Mit der Zeit beruhigte sie sich soweit, dass sie sich zur Landung auf ihrem Platz anschnallen konnte. Hier wirkten sicherlich meine gelassene Haltung und auch die Ablenkung durch das Gespräch, was ihr sichtlich gut tat."

Frage: „Sie versuchen sich also mit beruhigenden Worten, technischer Aufklärung oder Ablenkung um die ängstlichen Fluggäste zu kümmern und aufmerksam zu sein, wenn sie Anzeichen wahrnehmen?"

M.L.: „Ja, ich denke, meine Erfahrung und auch meine Persönlichkeit spielen dabei eine Rolle. Ich bin in diesen Situationen eine eher gelassene und ruhige Flugbegleiterin."

Frage: „Was empfehlen Sie Fluggästen, insbesondere denen mit Ängsten?"

M.L.: „Vor und während des Fluges sollten sie keinen Alkohol trinken. Durch den Kabinendruck und die dadurch veränderte Situation für den Körper eines Menschen, wirkt Alkohol wesentlich intensiver. Es macht natürlich Sinn, ausreichend Wasser zu sich zu nehmen, da die Luft sehr trocken ist. Auch lockere und gemütliche Kleidung, die nicht einengt, ist günstig. Alles, was das körperliche Wohlbefinden unterstützt, sind schon gute Maßnahmen. Man kann ja auch die Ablenkungen nutzen, die einem geboten werden oder sich diesbezüglich selbst versorgen."

„Vielen Dank für die Beantwortung der Fragen und weiterhin viel Spaß mit der Fliegerei."

Ready for Take-off
Von Angelina-Christina Schuhmacher

Ich möchte Ihnen etwas aus meinem Alltag als Flugbegleiterin erzählen. Ich heiße Angelina Schuhmacher und fliege seit 4 Jahren. Ehrlich gesagt, auch ich hatte, als ich mit diesem Job anfing, ganz schön Respekt davor. Das habe ich heute auch noch, aber heute weiß ich alles über das Flugzeug und seine Technik und es ist für mich wie mein eigenes kleines Reich. Es ist ein Gefühl, wie Sie es vielleicht haben, wenn Sie Ihre Wohnung betreten.
Das ist im Laufe der Zeit so geblieben. Wenn wir starten und landen, freue ich mich immer wieder, denn es ist ein Gefühl wie eine Fahrt mit dem Karussell Die Beschleunigung und das Bremsen sind einfach klasse!
Ich weiß, nicht jeder fährt gern Karussell. Aber wenn man sich drauf einlässt, macht es sehr viel Spaß, einfach einmal die Kontrolle ein Stück weit abzugeben. Wir tun das eigentlich ständig,

ohne es zu merken, z.B. im Zug, im Karussell, im Fahrstuhl, auf der Rolltreppe oder als Beifahrer im Auto!
Ich habe schon oft Menschen an Bord gehabt, die Flugangst hatten. Ich sehe das sehr schnell, denn die Personen sind unruhig und reden sehr viel oder sind sehr still und schrecken bei jedem Geräusch hoch.

Ich gehe dann in der Regel zu dem betroffenen Fluggast und hocke mich vor ihn, um ihn ruhig anzusprechen. Ich weiß aus Erfahrung, dass es den Menschen meist sehr peinlich ist, wenn es alle mitbekommen. Peinlich aber nur für die Person, die Angst hat und ganz ehrlich, so etwas muss niemanden peinlich sein, denn Ängste hat jeder. Der eine vor einer Spinne, der andere vor Brücken, und Sie haben Angst vor dem Fliegen.
Ich frage dann immer: „Alles okay?" Und sehr oft kommt die Antwort: „Ja ja, alles okay." Meistens ist es so, dass dann die Angehörigen mit der Sprache heraus kommen!
Eine interessante Erfahrung war für mich, als ich auf einem Flug nach Afrika einen Mann mit heftiger Flugangst an Bord hatte. Wir waren noch am Boden und er hat gezittert und war sehr unruhig. Ich habe mich zu ihm begeben und wir haben darüber gesprochen, was das für ein Gefühl ist. Es war wie immer bedrückend und das Schlimmste für ihn war, dass er es nicht kontrollieren konnte.
Das Erste, was ich jedem nur sagen kann: Natürlich ist es etwas Ungewöhnliches und Unbekanntes für Sie. Sie fliegen ja auch nicht jeden Tag, so wie ich!
Ich erkläre dann gern die technischen Vorgänge oder Abläufe, die in dem Moment stattfinden, z.B. die rumpelnden Geräusche im Maschinenboden beim Einladen des Gepäckes. Ich versuche zusätzlich, während des Fluges alles ein wenig zu erläutern, und es gibt eine kurze Führung in meine kleine Küche im hinteren Teil des Flugzeuges.
Ganz wichtig ist es, keinen Kaffee oder Alkohol zu sich zu nehmen und vor allem keine Medikamente. Von den Medikamenten haben Sie häufig in den ersten Urlaubstagen noch Nachwirkungen und die Sorge wegen des Rückfluges bleibt bestehen.

Zwei kleine Tipps können Ihnen vielleicht hilfreich sein:
- Fragen Sie die Flugbegleiter nach den Geräuschen, die Sie hören oder lassen Sie sich einfach ein wenig das Flugzeug erklären.
- Trinken Sie Bachblütentee und sprechen Sie mit dem Partner/der Begleitperson über Ihre Angst.

Übrigens hatte der Mann von fünf Stunden Flug nach Afrika genau eine Stunde Flugangst und dann war es vorbei. Er konnte sich darauf einlassen und es klappte sehr gut. Ich habe mich mit ihm darüber gefreut.

Unsere Aufgabe als fliegendes Personal ist es, Ihnen als Fluggast beizustehen. Ich möchte Ihnen noch ein paar Informationen zu unserer Ausbildung geben. Alle Flugbegleiter der renommierten Airlines haben die gleiche Ausbildung, müssen den gleichen Test schriftlich sowie praktisch ablegen und nicht weniger als 98% erreichen. Wenn das nicht der Fall ist, darf man die Prüfung einmal nachholen und danach leider nie mehr. Man ist dann gesperrt und darf nicht fliegen! Jedes Jahr aufs Neue eine Prüfung schriftlich und praktisch bedeutet, immer auf dem neuesten Stand zu sein. Denn jeden Morgen vor dem Flug wird eine kleine Prüfung/ein Briefing durchgeführt und wenn man dort etwas nicht weiß, lässt der Kapitän den Flugbegleiter nicht fliegen!

Wir müssen also weitaus mehr können, als Getränke und Essen zu servieren. Ich finde es jedoch schön, dass Sie nicht wissen, was wir wirklich alles können müssen. Das bedeutet, Sie haben noch nie eine problematische Situation erlebt und das zeigt doch immer wieder aufs Neue, wie sicher das Fliegen ist.

Ich möchte Sie wirklich ermutigen, es mit dem Fragen zu versuchen. Bisher haben alle, und ich meine wirklich alle, bei mir an Bord einen schönen Flug gehabt und konnten sich etwas entspannen. Ich wünsche Ihnen auf diesem Weg alles Gute und natürlich einen schönen Flug vielleicht eines Tages bei mir an Bord.

Ihre Angelina-Christina Schumacher
Flugbegleiterin mit Herz und Leidenschaft

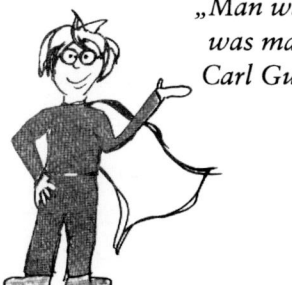

*„Man wandelt nur das,
was man annimmt."*
Carl Gustav Jung

Literaturverzeichnis

Bohne, Michael (2007a): Feng Shui gegen das Gerümpel im Kopf. Blockaden lösen mit Energetischer Psychologie. Reinbek bei Hamburg (Rowohlt)

Bohne, Michael (2008): Einführung in die Praxis der Energetischen Psychotherapie. Heidelberg (Carl-Auer)

Bohne, Eschenröder, Wilhelm-Gößling (2006): Energetische Psychotherapie – integrativ. Tübingen (dgtv Verlag)

Bohne, Michael (2008): Klopfen gegen Lampenfieber. Reinbek bei Hamburg (rororo)

Callahan, R. (2001): Leben ohne Phobie. Kirchzarten bei Freiburg (VAK)

Feinstein, David – Eden, Donna – Graig, Gary (2007): Klopf die Sorgen weg! Emotionale Befreiung durch EFT und Energetische Psychologie. Reinbek bei Hamburg (Rowohlt)

Gallo, Fred/Vicenzi, Harry (2001): gelöst, entlastet, befreit Klopfakupressur bei emotionalem Stress. Kirchzarten bei Freiburg (VAK)

Gallo, Fred (2002): Handbuch der Energetischen Psychologie. Kirchzarten bei Freiburg (VAK)

Gallo, Fred (2009): Energetische Selbstbehandlung. Durch Meridianklopfen traumatische Erfahrungen heilen. Kösel Verlag (München)

Heermann, Jürgen (2000): Warum sie oben bleiben. Ein Flugbegleiter für Passagiere. Vom Start bis zur Landung. Frankfurt am Main und Leipzig (Insel Verlag)

Kast, Verena (1996): Vom Sinn der Angst.
Freiburg im Breisgau (Herder Verlag)

Meermann Prof. Dr.med., Rolf : Angstfibel, Psychosomatische
Fachklinik Bad Pyrmont

Danksagung:

Ich bedanke mich sehr bei meinen fleißigen Lektoren Ulrike Kleefeld, Gaby Tiemann und Sven-Oliver Wilhelm. Eure Geduld während der Entstehung des Buches war bewundernswert und Ihr habt meine Änderungen immer wieder offen und kompetent hinterfragt, kommentiert und korrigiert. Auch meiner Grafikerin Anja Dähnke ein herzliches Dankeschön für die aus meiner Sicht sehr gelungenen Grafiken und besonders für das stellenweise atemberaubende Tempo, das Du klaglos mitgehalten hast. Herrn Beretz vielen Dank für das Vorwort und den Beitrag aus Sicht eines Piloten. In Ihnen hatte ich einen kompetenten Ansprechpartner für Fragen zu technischen Details und den Besonderheiten des Flugpersonals.

Auch den beiden Flugbegleiterinnen sei an dieser Stelle gedankt. Ich habe mich sehr gefreut, dass Sie sich die Zeit für einen Beitrag genommen haben.

Für die Pressearbeit habe ich Uta Micha zu danken, die mir spontan und in ihrer großherzigen Art ihre Kompetenz zur Verfügung stellte.

Angela Wilhelm im März 2009